ELECTROCARDIOGRAPHY

一学就会心电图

第5版

[日]前田如矢 著

王宁元 孙文墅 译

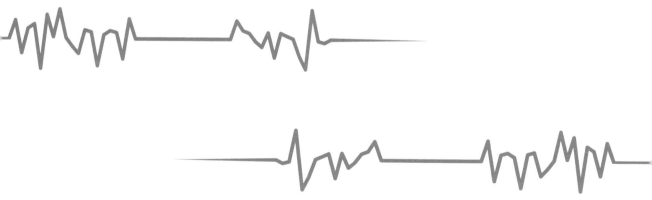

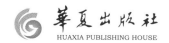

华夏出版社

HUAXIA PUBLISHING HOUSE

译者的话

　　日本的临床医学书籍是一个精品纷呈的世界，前辈学者用精心的态度和精湛的技巧向后学者传授着知识与技能。

　　作者前田如矢先生是日本心血管医学领域的知名教授，是心电图教育的有心人、热心人、耐心人。他多年来编著出版了近二十册心电图书籍，为心电图普及教育不懈地努力着，他形容自己的经历是"心电图人生"。

　　该书汇集了作者数十年研究和教授心电图的经验，讲解简明清爽，要点突出，易懂易记，在尽量让读者马上就能明白这一点上颇下了一番功夫，特别是许多别具匠心的图示使一些抽象难懂的心电图机制变得容易理解了。

　　就像作者在前言中讲到的，"心电图绝不难学"，"让读者看过这本书后就喜欢上心电图"是编著此书的愿望。

　　该书自 1982 年初版以来，中间 5 次修订重版，已畅销 28 年，对于初学者来说，的确是一本难得的心电图入门的好书籍。

　　译者是 1996 年夏在日本杏林大学医学部图书馆读到该书的，读该书时马上就感觉到了它的魅力之处，在日本医科大学学习和工作十年回国后也没能忘记它，希望它的中文译本能为中国的心电图普及发挥作用。

王宁元

2010-4-9 于北京

第 5 版修订说明

在我还是青年医师的时候,心电图属于难学的内容,心电图的学习基本上依靠《心电图专门医》杂志。那个时代已经过去,现在的心电图与血液检查、尿液检查、X线等一样,已成为最基本的临床检查手段。如今,对于一名临床医生来说,分析心电图波形是一种极普通的日常工作,如同观察一项生命指征一样,在临床上普遍应用,因而必须熟练掌握。

本书最初是为心电图的初学者以及学习到一定程度但实际读图尚不熟练者(一般临床医生、医学生、临床技师、护士等)编写的书籍,因此,它是一本有助于临床实际工作的“简明易懂的心电图”入门书籍。

本书初版是在 1982 年 6 月,俗语云“十年为一秋”,本书经历了 22 年的漫长岁月。其间有幸得到了许多读者的支持,几度修订再版,成为长期畅销书籍。对于出版物来说,20 年是一个大的出版关口。近来,“日常工作中必须判读心电图的人”在不断增加,考虑到医疗界的这种形势,我便再次对本书进行了必要的修订增补,使其成为更加充实的心电图教材。

这次修订的意图是,在保持本书“简明易懂的心电图学习方法”特征的同时,又在进一步便于阅读和理解上下功夫,对内容和结构也做了必要的调整。另外,一般的医学书在修订时都有增加篇幅的倾向,而本书还是做了尽可能的筛选和浓缩。当然,作为一本入门书所必须具有的心电图判读必需的内容,本书是充分具备的。

修订时,我对全文进行了认真的确认,多处做了大幅度的修改和补充。特别是为了方便读者理解,使用了许多小标题,关键词汇采用黑体字加以强调,图表部分也进行了更贴切的改进和补充。另外又增加了“索引”,使本书具有了辞书类功能。

修订的最大着力点是心律失常单元的充实。心电图在心律失常与冠状动脉疾病(心肌梗死、心绞痛）的诊断和治疗两方面发挥着极大的作用，所以本书不仅着眼于心律失常波形的判读，而且追求临床应用的方便性，因而追加了每种心律失常的临床意义、治疗等项目。

心电图的判读并不难，就本书的内容来说也绝不能说难。如果本书为读者所喜爱，并能在提高读者临床应对能力方面起到一定作用的话，我将是很荣幸的。在此向各位心电图学习者致以发自内心的激励和声援。

承蒙金芳堂柴田胜佑社长给予本书修订再版的机会，在编辑制作过程中得到了编辑部市井辉和主任、三岛民子编辑的鼎力支持，在新版面世之际，谨向各位致以衷心的感谢。

2004 年 3 月

今年的干支为申（猴年），借助这个缘起，期待着晦暗世象的消失（日语中猴用"猿"字表示，与"去"字同音——译者注）。

前田如矢

初版前言

在多种临床生理学检查中，只有心电图的普及程度最高。不设置心电图机的医疗机构大概没有吧。现在，心电图知识已不为心脏病学专家所独具，并且不单单是医生，只要是与临床工作有关系的人，都应该能读懂心电图。

我在医学教育部门工作，需要指导学生和实习医师学习心电图。不论对于心电图的初学者，还是曾经学过但已经忘掉的人，我一直在强调："心电图绝不难学。"

在这里，以心电图初学者为对象，我尝试把自己实践的心电图教学方法总结出来。我的目标是，以自己的教学经验为基本内容，编写出一本"简明易懂的心电图"书籍。

让读者看过这本书后就喜欢上心电图，这是我在编写时的愿望，试举本书的特点如下。

①心电图理论解说部分就割爱省略了，以实用的解读方法为基本姿态，尽量使用简明平易的表现方法。

②心电图例均为作者亲自筛选，同实际心电图的大小。

③在各项目中，绘制和插入了有助于理解内容的图表。

④将必要的项目以醒目的大标题标出，逐项讲解透彻。

⑤随着学习的进展，培养读者独立评判的能力，随时插入实际练习。

本书是为准备学习心电图的人而编写的，但对于有了一定心电图知识的人来说，也可以起到心电图手册的作用。

我一直在想，什么时候不再需要这种入门书就好了。

本书的出版得到金芳堂小林铁夫社长的鼓励和柴田胜佑、市井辉和两位编辑的热情帮助，并承蒙畏友川井信义博士提供了珍贵的病例，在此致以衷心的谢意。

前田如矢
1982 年阳春

目　　录

第 1 单元　学习心电图所需要的基础知识

第 2 单元　心电图基本类型的读解要点

第 3 单元　心律失常的读解方法

第1单元

学习心电图所需要的基础知识

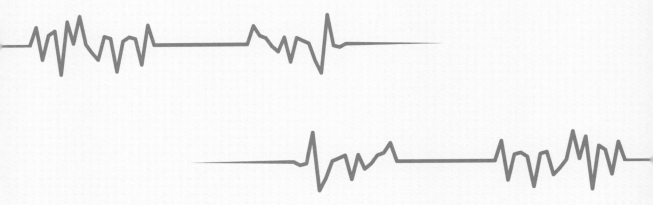

什么是心电图

　　心脏是一个单纯的袋状器官，壁的大部分是由特殊构造的肌层（**心肌 myocardium**）构成的。心肌的特征基本上与体表四肢的骨骼肌相同，但与由平滑肌构成的空腔器官（例如，食道、胃、小肠、大肠、膀胱、气管等）和血管壁不同。

　　心脏具有使血液在全身循环的泵作用，心肌电激动产生的活动电位扩散到整个心脏，心肌受到刺激后发生收缩，进而导致心脏的机械活动。

　　心肌电变化所产生的**活动电位**在体内流动，使用**心电图机**（electrocardiograph）用适当的方法（**导联**）将其记录下来的图形，叫做**心电图**（electrocardiogram，ECG）。

　　心电图记录着各种大小不一、向上或向下的波形。正常情况下，波形的间隔是一定的，其形状和大小也呈被称为"正常"的状态，见图 1–1。

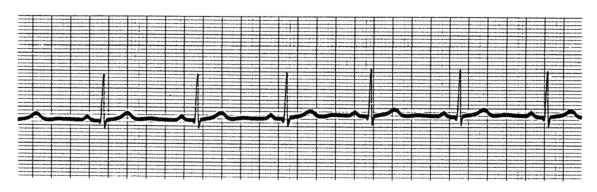

图 1–1　正常心电图

关键词

心电图，心肌活动电位，心电图机

用心电图可以作出的诊断

心电图记录的原本是心肌细胞兴奋引起的电现象。心电图不能诊断二尖瓣膜病等后天瓣膜病及先天性心脏病等疾病。心电图并不能探明心脏的所有情况，其诊断价值最高的病变是某种原因引起的**心肌异常**，而可以作为下述①、②两类疾病诊断信息的支柱。

① **心肌异常**：心肌供氧不足引起的疾病（心肌梗死、心绞痛），心室肥大，心房负荷增重，心肌自身损害引起的疾病（心肌炎、心肌病）等。特别是对于**心肌梗死**的诊断价值最高，可以说心肌梗死是唯一能够依靠心电图进行病名诊断的心脏病。

② **心律失常**：心搏动节律紊乱引起的异常状态，如果没有心电图是绝对不能确诊的。

③ **其他**：电解质紊乱、内分泌失调、自主神经功能失调、药物的影响、全身疾病对心脏的影响、正常体检、术前术后的评估、在产科领域产妇和胎儿的检查等。最近作为医学检查的重要项目，心电图被广泛运用于体育活动和制订运动疗法方案。

---

1. 心肌异常

    心肌缺血（**心肌梗死、心绞痛**）

    心室肥大，心房负荷增重

    心肌炎，心肌病

2. 心律失常

3. 电解质紊乱

4. 内分泌失调

5. 自主神经功能失调

6. 药物的影响

7. 其他

关键词

心肌异常，心肌缺血，心律失常

激动传导系统

　　心肌细胞具有自律性，心脏的各个部分具有各自产生电活动的能力。这种电兴奋是通过由特殊心肌细胞汇集的**激动传导系统**（impulse conducting system）来传导的，如图 1-2。

　　心脏的电兴奋从**窦房结**（sinus node）开始。可是窦房结（在右心房内，位于上腔静脉开口的正下方）的活动在普通的心电图上不能用图形表现出来。

　　在窦房结产生的刺激通过**结间束**传导至**心房**，**心房**兴奋，在心电图上描绘出被称为 **P 波**的幅度较小的波形。结间束分为前结间束、中结间束和后结间束三条传导束，连接左右心房的传导束为**房间束**（又称为 Bachmann 束；Bachmann's bundle）。

　　心房的兴奋传导至**房室结**（atrioventricular node，AV node），**希氏束**（His bundle），经过左右**束支**传导至**心室**，在心电图上表现出被称为 **QRS** 波群的尖锐而幅度较大的上下波形。

　　心室兴奋静止后，到下一次心室恢复兴奋之前的这段时期，在心电图上被称为 **T 波**，表现为幅度较大向上的缓慢的波形。紧接在 T 波之后，有时会出现 **U 波**，其出现的机制至今不甚明了。

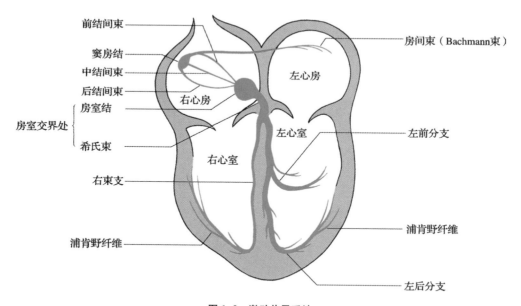

图 1-2　激动传导系统

关键词

激动传导系统，窦房结

从 QRS 波群延续到 T 波的平坦部分称为 **ST 段**，恰好相当于心室除极和复极中间的静止期。这个时期为不应期，即使给与刺激，心肌细胞也不产生兴奋。

在心脏内产生的激动，由**窦房结→心房→房室交界处（房室结＋希氏束）→束支→浦肯野纤维**这样的途径依次传导至心脏内部。这个途径由具有自律性的特殊心肌细胞组成，称为**激动传导系统**，如图 1–3 所示。

心脏肌肉的任何部分都可以产生激动，越是激动传导系统上部，其产生激动的频率越多，下面的部分则较少。整个心脏的节律是由位于最上部的窦房结兴奋产生的激动来支配的。

心脏的各个部位每分钟激动产生的频率基本上是固定的，越接近上位中枢部位，产生频率越多，而下位则减少。一般情况下，窦房结是决定心脏节律的部位（**起搏点**，pacemaker）。窦房结以外的部位有异常时（如窦房结发生激动的生成能力低下或频率突然减少或下位中枢的兴奋性比窦房结亢进等），心脏节律则受影响，这就是被称为**心律失常**的状态。

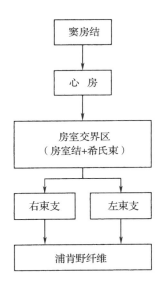

图 1–3 激动传导系统传导途径

激动生成频率

窦房结	60 ～ 80 次 / 分
房室交界区	40 ～ 60 次 / 分
心室	30 ～ 40 次 / 分

关键词

房室交界区，起搏点，激动生成频率

　　窦房结（sinus node）：位于右心房内上腔静脉入口的正下方，呈细长卵圆形，较房室结大。心脏的兴奋从这里开始，传至整个心脏，故称为心脏的起搏点。

　　结间传导系统（internodeal tract）：心房内的传导束有三种（前结间束、中结间束、后结间束），激动通过这三条传导束传导至房室交界区，传导至左心房的是从前结间束分出的**房间束**（Bachmann 束，Bachmann's bundle）。

　　房室交界区（artioventricular junction）：连接心房和心室的重要激动传导系统。房室结和希氏束在一起被称为房室交界区。

　　房室结（atrioventricular node）：呈卵圆形，是窦房结大小的 1/3 ～ 1/2。位于房间隔下端右侧。组织结构与窦房结相似，但基本上无自律性。房室结的作用是抑制心房传来的激动而使传导延迟，使激动按照一定的频率传导至心室。激动通过房室结传导至希氏束约用0.1s。

　　希氏束（His bundle）：连接房室结和右束支及左束支的细纤维束。

　　右束支（right bundle branch）：分布于室间隔的右心室侧心内膜下，广泛分布于右心室自由壁上。末梢部移行为浦肯野纤维（Purkinje fiber）。

　　左束支（left bundle branch）：分布于室间隔的左心室侧心内膜下，途中分为**左前分支**(lef tanterior fascicle) 和**左后分支** (lef posterior fascicle)，末梢部移行为浦肯野纤维。

　　左前分支主要分布于左心室自由壁心肌，将激动传导至左心室前、上方，与左后分支相比细而长。左后分支粗而短，分布于心底部后方的心肌，将激动传导至左心室壁后、下方。

　　浦肯野纤维 (Purkinje fiber)：网状分布于左、右心室壁。电激动通过浦肯野纤维扩散至心室肌。

　　窦房结是正常（**正位**）的激动发生中枢，称为**起搏点**（pacemaker）。窦房结以外的称为**异位**（ectopic）（或**潜在**）起搏点。

关键词

心律失常，房室结，希氏束，右束支，左束支，浦肯野纤维

波的构成和基本波形

心电图的波形 每个导联由于不同的位置而相对地接近心脏的不同部位，所以 12 个导联中显示的波形不完全相同。在原则上，标准导联 Ⅰ、Ⅱ、Ⅲ 和胸导联 $V_4 \sim V_6$ 主波向上，加压单极肢体导联 aVR、$V_1 \sim V_2$ 导联主波向下。因心电轴的关系，aVL、aVF 的主波向上或向下。正常情况下，aVF 主波向上时，aVL 主波向下或主波向上但幅度较小。在 V_3，P 波和 T 波向上，而多数 QRS 波群向上和向下的波幅大致相等。

心电图记录的波形是由埃因多芬（Einthven）（1903 年）用 **P 到 U 6 个英文字母**命名的，如图 1-4、1-5 所示。

窦房结除极产生的电活动，停留在心电图的基线上，不产生波形。因为像窦房结这样小的心肌细胞产生的电流很弱，不能形成有意义的电位。

心电图上最早出现的波形是由**心房肌**兴奋产生的 **P 波**，通常是向上的小波。

接着心房肌除极产生的电激动，到达**房室结**和**希氏束**，这部分激动也停留在等电位线上，不表现为波形。若使用特殊的方法可以记录希氏束产生的电位（**希氏束电位图**或**希氏束心电图** His bundle electrogram, His bundle electrocardiogram; HBE）。自 P 波开始到 QRS 波群开始的时间间隔，称为 **PR（PQ）间期**，也就是电激动从心房传导至室间隔上部所需要的时间（**房室激动传导时间**）。PR 间期包括 **P 波**和 **PR（PQ）段**，正常值为 $0.12 \sim 0.20s$。心房复极产生的波形（相当于心室复极产生的 T 波）电位很小，再加上和 QRS 波群重叠，心电图上多数不会表现出来。有时在 PR 间能够看到一个小的波（**Ta 波**）。

从左、右束支传来的激动通过浦肯野纤维传导至心室，引起除极化，描记出 QRS 波形。心室的激动首先在室间隔引起，依次向心室自由壁扩散。最初形成一个向下的小波（**Q 波**），紧接着形成一个向上的波（**R 波**），其后可以看到一个向下的波（**S 波**）。根据导联不同，三个波不一定全部出现。即使没有全部描记出来，也不一定异常。一般认为 Q 波是室间隔电兴奋过程，R 波和 S 波是左、右心室自由壁的兴奋过程。

QRS 间期（QRS 宽度）相当于**室内激动传导时间**。

心室肌兴奋结束后，表现为 **ST 段**（QRS 波群结束到 T 波开始之间的距离）。正常情况下 ST 段与基线在同一直线上。ST 段与 QRS 波的交接点称为 **J 点**（ST junction）。

心室肌的复极过程，描记为 **T 波**。

T 波之后，有时能记录到一个称为 **U 波**的小波形。目前这个波的意义不明，有人认为相当于一部分心室肌（乳头肌或浦肯野纤维）复极过程的终末期。

Q 波开始到 T 波结束之间的距离称为 **QT 间期**，表示**心室电收缩时间**。

关键词

PR（PQ），QRS 波群，T 波，U 波

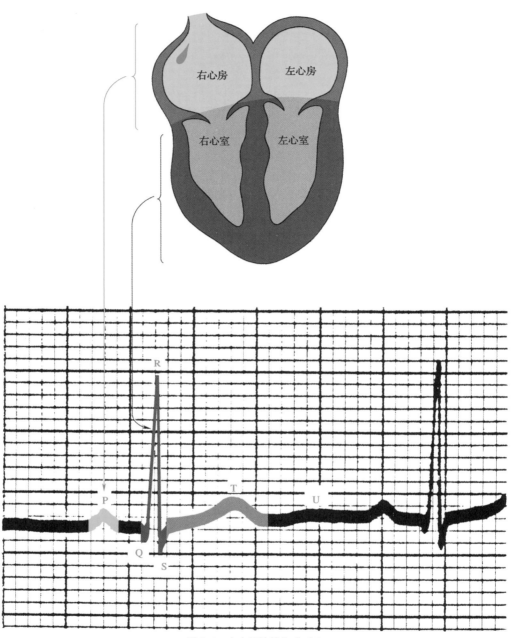

图1-4 心电图波的构成（1）

关键词

基本波形

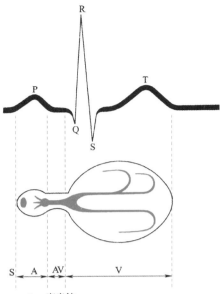

S ：窦房结
A ：心房
AV: 房室交界区
V ：心室

图 1-5　心电图波形的构成（2）

基本波形

5·① 导联——标准导联

心肌兴奋时，产生的微弱电流传至身体各处。心电图曲线就是用一定的导联从体表记录这种电流。

临床上通常使用如下**常规 12 导联体系**（standard 12 lead）进行记录。

标准导联（standard limb lead, standard extremity lead）（图 1–6）

它是埃因多芬最早使用的心电图导联法。

标准导联 I	左、右手之间的电位差
标准导联 II	左腿、右手之间的电位差
标准导联 III	左腿、左手之间的电位差

标准导联记录的电势大小具有下述的关系：

$$I + III = II$$

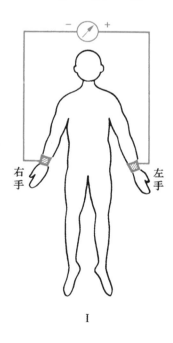
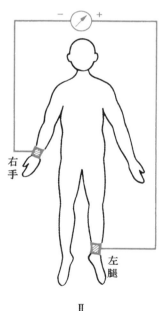
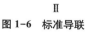
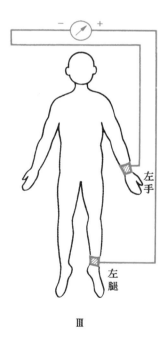

图 1-6 标准导联

关键词

导联，常规 12 导联，标准导联

5·2 导联——加压单极肢体导联

加压单极肢体导联（unipolar limb lead）（图 1-7）

加压单极肢体导联直接记录导联部位的电压，所以在名称上冠以电压 voltage 的字头 V。

因为加压单极肢体导联的波形小，为了加大记录波形，实际上使用改进的**增幅肢体导联**（**aV 导联**）。波形相同，只是波幅大小增加 50% 左右，所以在 V 字前面冠以有增强意思的英语单词 augmented 的字头 a。右手、左手、左腿中任意一个为正极，其余两个结合的电极为负极。

	正极（+）	负极（−）
aVR：	右手	左手、左腿的结合电极
aVL：	左手	右手、左腿的结合电极
aVF：	左腿	左手、右手的结合电极

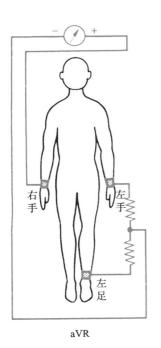

aVR

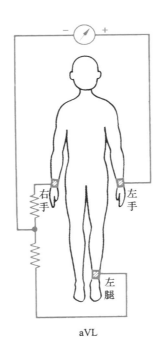

aVL

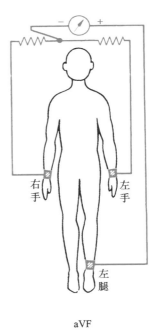

aVF

图 1-7　加压单极肢体导联

关键词

加压单极肢体导联，**aV 导联**

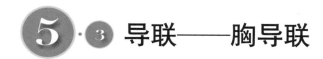

5·3 导联——胸导联

胸导联（precordial lead, chest lead）（图 1–8）

　　正极（＋）放置于胸部固定的部位，**负极**（–）与心电图机负极相连。

　　将直接反映电势变化的胸导联正极放在胸部，通过导联的位置可以记录位于电极下方心脏各个部位的实际电位。

> V_1：胸骨右缘第 4 肋间
>
> V_2：胸骨左缘第 4 肋间
>
> V_3：V_2 和 V_4 连线的中点
>
> V_4：左锁骨中线与第 5 肋间相交处
>
> V_5：左腋前线与 V_4 同一水平处
>
> V_6：左腋中线与 V_4 同一水平处

除此之外，根据需要有时增加以下导联（**辅助导联**）进行记录：

　　V_7：左腋后线与 V_4 同一水平处

　　V_8：左肩胛线与 V_4 同一水平处

　　V_9：左脊旁线与 V_4 同一水平处

　　V_3R：右胸部与 V_3 对称处

　　V_4R：右胸部与 V_4 对称处

　　胸导联可以看作是心脏横断面电活动的记录。

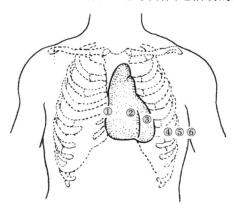
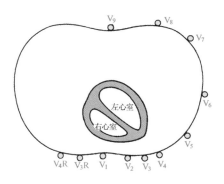

图 1-8　胸导联

关键词

胸导联，辅助导联

5·4 导联——导联反映的心脏部位

心电图记录的是心肌电活动变化的曲线图，所以不一定与心脏解剖学位置完全一致。但是各个导联描记的波形可以较好地反映心脏各部分的变化。

解读心电图时，必须掌握哪个导联反映心脏哪个部位的变化，才能作出正确诊断。

各个导联反映的心脏部位如下：

导联反映的心脏部位

Ⅰ、aVL	左心室前侧壁
Ⅱ、Ⅲ、aVF	心室后壁、下壁
aVR	心室内腔
V_1、V_2（V_3R、V_4R）	右心室
V_3（V_4）	室间隔（右心室和左心室的移行部）
V_5、V_6（有时 V_4）	左心室

肢体导联 是从正面（上、下、左、右方向）观察心电的变化，如图1-9。

胸导联 适合于从横断面（假设在某个水平面把心脏切成横切面）观察心电的变化。因为是单极导联，电极板置于距心脏近的位置，所以可以充分反映电极板周围心肌的变化。胸导联在心肌梗死、心室肥大、室内阻滞等疾病的部位诊断时有实用价值。

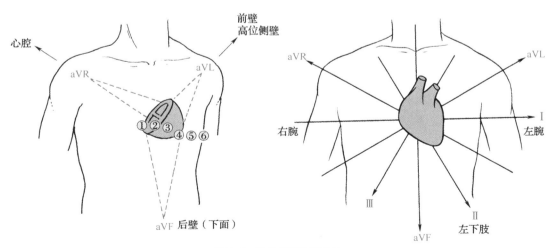

图1-9 肢体导联的导联轴

心电图波段的名称和意义

解读心电图时，有必要充分理解各个波代表什么，波与波之间的间隔具有怎样的意义。

P 波（图 1–10）

P 波是心电图上最早出现的向上波，反映心房的除极过程。如果确认有 P 波，表明发生了心房的兴奋。P 波的波形、宽度异常时，可以考虑与心房的变化（例如，心房扩大时，P 波的波形、高度、宽度等发生变化）有关。（参见 p.17）

● **正常 P 波**：时间 0.06 ～ 0.10s，振幅小于 2.5mm。

PR (PQ) 间期（图 1–11）

P 波起点至 R 波（或 Q 波）起点之间的距离。代表兴奋从心房传导至心室的时间（**房室激动传导时间**）。

● **正常值**：0.12 ～ 0.20s。

QRS 波群（**QRS complex**）（图 1–12）

为尖锐的上下波，由心室兴奋而产生。最初向下的小波为 **Q 波**，紧接着向上的大波为 **R 波**，其后紧跟的向下小波为 **S 波**。

● **正常值**：时间 0.06 ～ 0.08s，振幅的大小因导联而异。

ST 段（图 1–13）

自 S 波终点至 T 波起点间的线段。代表心室兴奋的终极期。ST 段是心电图中非常重要的部分，心肌缺血（心绞痛、心肌梗死等）时发生特异性改变。

T 波（图 1–14）

QRS 波群后出现的缓慢波形，代表心室兴奋的恢复过程。与 ST 段一样，会在心肌缺血等疾病发生时出现重要变化。

QT 间期（图 1–15）

自 Q 波起点至 T 波终点之间的距离。相当于心室肌电活动自除极开始至复极结束全过程所需的时间。

U 波（图 1–16）

T 波之后紧接着出现的振幅很小的波形。不是每次都出现，也因导联而异。

关键词

心电图波段，**P 波**，**PR** 间期

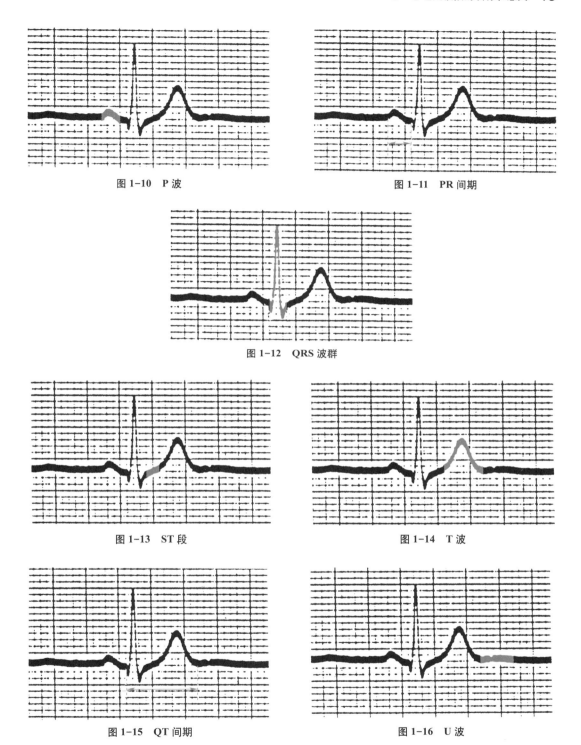

图 1-10　P 波

图 1-11　PR 间期

图 1-12　QRS 波群

图 1-13　ST 段

图 1-14　T 波

图 1-15　QT 间期

图 1-16　U 波

关键词

QRS 波群，ST 段，T 波，QT 间期，U 波

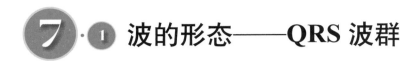

7·1 波的形态——QRS 波群

心电图波由于导联不同,其形状和振幅高度也各种各样。波形变化一般用基本类型表示。

QRS 波群

QRS 波群的波形及振幅高度随导联不同而变化 (图 1–17)。QRS 波群是由单独的 Q 波、R 波、S 波,或这些波形互相组合而成。R 波为向上波,Q 波、S 波为向下波。即使三个波不是同时存在,也称 QRS 波群。相对大的波形使用大写字母来表示,小的波形使用小写字母。波形振幅一般在 5mm 以上时,使用大写字母。出现两个以上的相同波形时,后面波形的字母上加上 (′)。

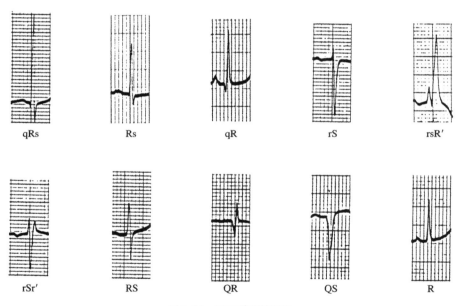

qRs　　　Rs　　　qR　　　rS　　　rsR′

rSr′　　　RS　　　QR　　　QS　　　R

图 1–17　QRS 波群的形态

关键词

波的形态 (QRS)

·2 波的形态——P 波、T 波

P 波（图 1–18）、**T 波**（图 1–19）

1）向上：直立（阳性，+，positive）。

2）向下：倒置（阴性，−，negative）或逆向（inverted）。

3）向上向下两者均有：双向（biphasic）。

一种开始为向上（+），然后是向下（−）的双向（±）波形；相反，另一种开始为向下（−），然后是向上（+）的双向（∓）波形。P 波极少见双向（∓）波形。

4）振幅比正常小：低平 (low)。

5）波形顶端分为两个：双峰（bipeaked，bifid）或切迹 (notched)。

6）顶端尖：尖锐（pointed，peaked）。

7）振幅比平常大：增高 (tall，high)。

8）左右对称，深且底尖的负向 T 波称为**冠状 T**(coronary T wave)。

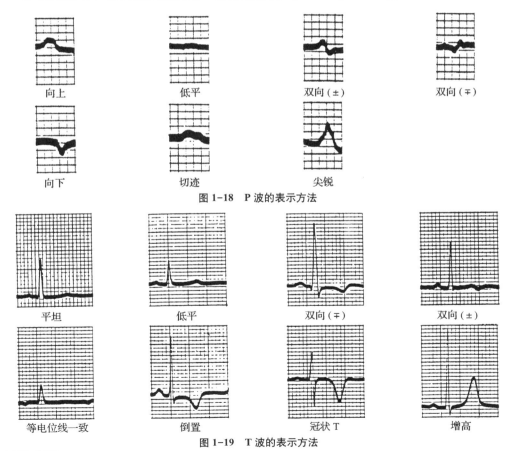

图 1–18 P 波的表示方法

图 1–19 T 波的表示方法

关键词

波的形态（P 波、T 波）

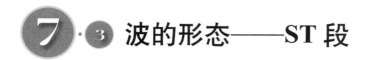

波的形态——ST 段

ST 段

正常的 ST 段位于等电位线上，有时可有轻微的向上或向下偏移。

偏移于等电位线上方：**抬高**（elevated）。

偏移于等电位线下方：**下降**（depressed）。

ST 段偏移是心肌缺血时看到的重要变化。在诊断上，偏移的程度及其形状非常重要。

当心肌损害位于心外膜侧，或损害自心内膜侧波及心外膜侧（**透壁性心肌损害**，transmural myocardial injury）时，ST 段抬高。当仅有心内膜侧损害（**心内膜下心肌损害**）时，在体表采集的心电图表现为 ST 段下降。

当心肌损害仅在心外膜侧或心内膜侧发生时，在面向该部位的导联和对应性导联（例如，Ⅰ 和 Ⅲ，V_1、V_2 和 V_5、V_6）上，可以看到**对应性改变**（或对侧性改变 reciprocal change，例如，V_5、V_6 的 ST 段下降时，而 V_1、V_2 的 ST 段抬高），见图 1-20。

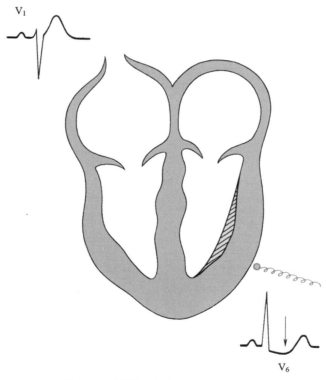

图 1-20　对应性改变（reciprocal change）

关键词

波的形态（**ST 段**），对应性改变（对侧性改变）

ST 段抬高（图 1-21）

向上凸起的弓背样抬高有临床病理意义。向下凸起，自 R 波的下降支向 ST 段的移行呈曲线样轻度抬高（肢体导联小于 1mm，胸导联小于 2mm），有时也可见于正常人。

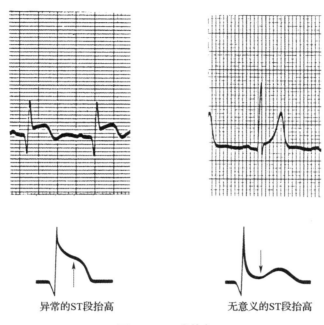

异常的ST段抬高　　　　　　无意义的ST段抬高

图 1-21　ST 段抬高

ST 段抬高

ST段下降（图1–22）

ST段降低的形态，通常进行如下分类：

1）**接合部下降**（junctional depression，**J型下降**）或**向上型下降**（upsloping depression）

QRS波群和ST段的接合部（**J点**）下降最低，ST段向等电位线上斜行，移行为T波。

2）**水平型下降**（horizontal depression，**H型下降**）

ST段的J点下降，然后保持水平状，移行为T波。

3）**下斜型下降**（sagging depression，或 downsloping depression，**S型下降**）

ST段自J点开始到末端，呈U字形或倾斜状下降。

虽然J型下降在临床上意义不大，但经常出现。H型和S型均表现为**缺血性ST段下降**（ischemic ST depression），在著名的明尼苏达标准中也重视这两种类型的ST段下降。

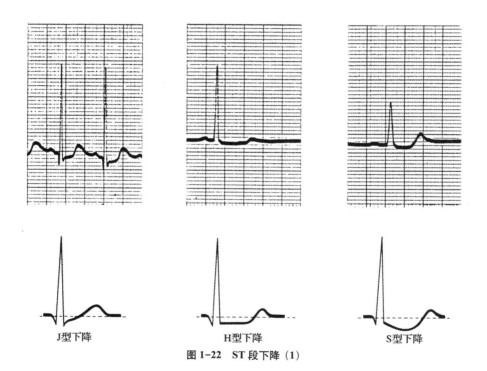

J型下降　　　　　　H型下降　　　　　　S型下降

图1–22　ST段下降（1）

关键词

ST段下降，缺血性ST段下降

备注

劳损型下降（图 1-23）

　　自 J 点开始呈倾斜状下降。途中向上方凸起，然后再向下方下降，移行为双向 T 波或倒置 T 波。常见于心室肥大等疾病。

鱼钩状（盆状）下降（图 1-23）

　　ST 段的中间部呈 U 字型（鱼钩状、盆状）下降，所以称为鱼钩状下降，也称盆状下降，有时认为是洋地黄使用后常见的变化。但这并不是洋地黄使用过程中必然出现的变化，所以最近基本上不再使用这种表达方式了。

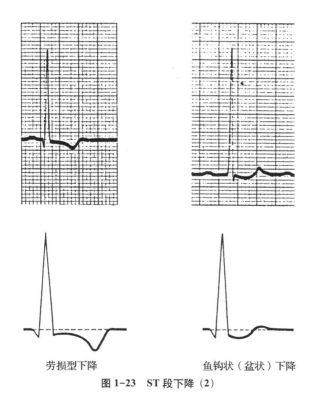

劳损型下降　　　　　　　鱼钩状（盆状）下降

图 1-23　ST 段下降（2）

关键词

劳损型下降，鱼钩状（盆状）下降

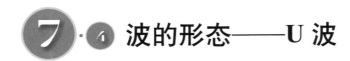

波的形态——U 波

U 波

正常情况下 U 波的振幅小。最近在临床上 U 波的异常正在引起关注。

U 波的异常：高大向上的 U 波（**U 波增高**，一般大于 2mm，有时 U 波比 T 波还高），和**倒置的深 U 波**（深度大于 0.5mm），见图 1-24。

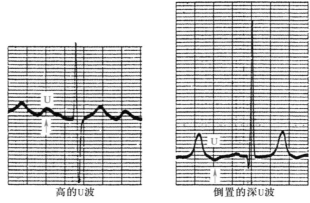

高的U波   倒置的深U波

图 1-24 异常的 U 波

关键词

波的形态（U 波），异常 U 波

时间因素（间期）的表现

比正常范围长者称为**延长**（图 1–25），短者称为**缩短**（图 1–26）。

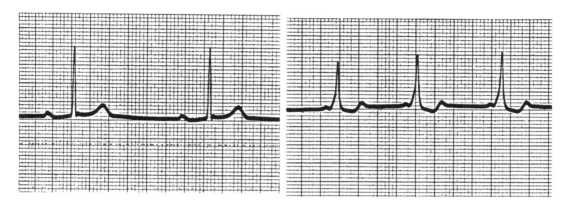

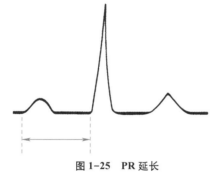

图 1–25　PR 延长

PR 间期为 0.8s，比正常值延长。

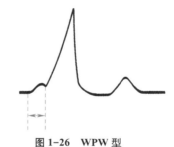

图 1–26　WPW 型

PR 间期为 0.06s，比正常值缩短。

关键词

间期的表现

心脏的位置（转位）

掌握心脏电位位置关系和电轴的变化，可以得到有用的信息，利于判断心电图是否正常。心电图上判明的心脏位置和旋转变化，与解剖学位置并不一定完全一致。

[电轴（electrical axis）]

电轴表示心脏沿前后轴的转位，一般用**平均心电轴**来表达。如心室肥大等心脏解剖学的变化可导致平均心电轴方向的变化。

平均心电轴的测量方法

有目测法和作图法。临床上可以不用复杂方法计算，只观察 QRS 波群变化，用目测法作大体了解即可。

1. 作图法

严格地说，应该从 QRS 波群的面积计算出心脏电势的方向。比较实用的方法为，实际测量 QRS 波群的上下波振幅，求其和，把结果写入标准导联 I 、 II 、 III 中对应的 2 个坐标轴上，如图 1-27 所示方法求出结果。

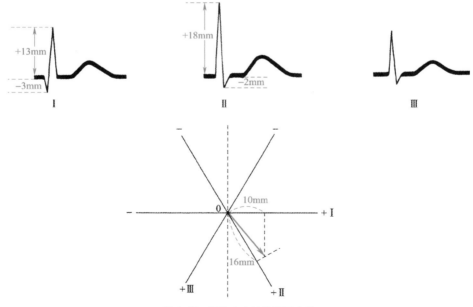

图 1-27　平均心电轴的测量方法

关键词

平均心电轴

平均心电轴的标准（图 1–28，1–29）

正常心电轴（normal axis，no axis deviation，NAD）：成人为 0°～ +90°。

心电轴左偏（left axis deviation，LAD）：从 0°朝向负的方向。

心电轴右偏（right axis deviation，RAD）：超过 +90°。

对小儿来说，新生儿期 +90°～ +180°，婴幼儿期以后 0°～ +110°均为正常范围。随着发育长大而接近成人的数值。

● **正常心电轴的范围**：有多个标准，戈尔德施拉格（Goldschlager）认为 –30°～ +110°为正常范围，纽约心脏病协会认为 +30°～ +90°属于正常范围。一般情况下，多数认为 0°～ +90°为正常范围，我们也认为该标准最为妥当。

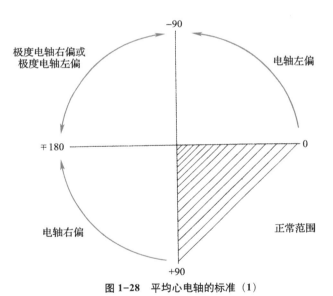

图 1-28 平均心电轴的标准（1）

关键词

电轴左偏，电轴右偏

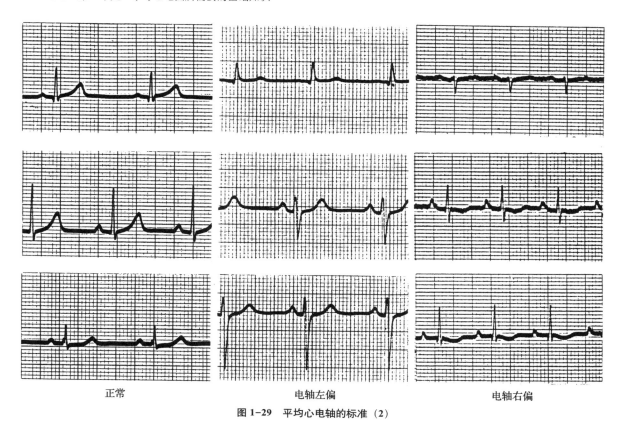

| 正常 | 电轴左偏 | 电轴右偏 |

图 1-29 平均心电轴的标准（2）

2. 目测法

（1）利用标准导联的测量方法

观察标准导联 I 和 III 的 QRS 波群，根据向上或向下来判断，列表如下。

平均心电轴的判断方法

	I	III
正常心电轴	+	+
电轴左偏	+	−
电轴右偏	−	+，−

关键词

平均心电轴的判断方法

（2）使用标准导联和加压单极肢体导联的测定方法

这种方法非常简单且实用。习惯上规定如下：Ⅰ 导联的正极为 +0°，负极为 ±180°，aVF 导联的正极为 +90°，负极为 -90°；Ⅱ 导联的正极为 +60°，负极为 -120°；Ⅲ 导联的正极为 +120°，负极为 -60°；aVR 导联的正极为 -150°，负极为 +30°，aVL 导联的正极为 -30°，负极为 +150°。

从六个导联中找出向上和向下的波形接近均衡的导联，按照图 1-30 的方法基本上可以近似地求出平均心电轴的方向。**平均心电轴**在该导联上接近直角，所以简便易懂。

例如，在 Ⅰ 导联上 QRS 波群的上下波基本相等的情况下，套用此图，可以得出平均心电轴为 + 90° 或 -90°，是 + 还是 -，只要看另外的一个导联即可明白。假设 Ⅱ、Ⅲ、aVF 导联上 QRS 波群向上则为 +90°，反之为 -90°。

Ⅰ 导联上的 QRS 波群上下波形基本相等，Ⅱ、Ⅲ、aVF 导联上 QRS 波群向上时，Ⅰ 导联 QRS 波群向上的波形稍大则判定为 +80°，向下的波形稍大则判定为 +100°。

QRS 波群向上波形和向下波形基本相等时，

Ⅰ ·············· +90° 或 -90°

Ⅱ ·············· +150° 或 -30°

Ⅲ ·············· +30° 或 -150°

aVR ·············· +120° 或 -60°

aVL ·············· +60° 或 -120°

aVF ·············· 0° 或 ±180°

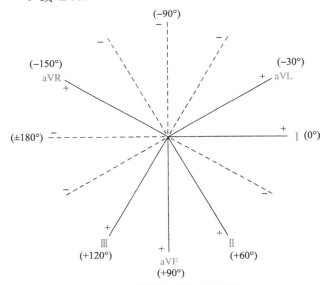

图 1-30 肢体导联额面六轴系统

关键词 ————————————————

平均心电轴

[心脏循长轴转位]

自下部，即从心尖部向心底部方向看，设想心脏可循其本身的长轴向某个方向转位的判断方法。一般习惯上，按顺时针方向转位时定为**顺钟向**（clockwise），反之定为**逆钟向**（counterclockwise），如图 1–31、1–32 所示。

正常时，右侧胸导联（V$_1$、V$_2$）反映右心室的电势，左侧胸导联（V$_5$、V$_6$）反映左心室的电势。V$_1$ 为小 R 波、深 S 波（rS 型）。随着自 V$_1$ 至 V$_6$ 导联向左侧移行，R 波逐渐增高，相反，S 波渐渐变浅。也就是说，通常 R/S 比在 V$_1$ 导联最小，V$_6$ 导联最大。R/S 比为 1（R 波和 S 波振幅大致相等的导联）时为**过渡区**（transsitional zone），正常多在 V$_3$ 导联上。

顺钟向转位（clockwise rotation）

过渡区移向左侧，V$_5$、V$_6$ 导联上出现深 S 波。V$_1$ ～ V$_4$ 导联上 QRS 波群表现为 rS 型。较常见于右室肥大（参照 p.61），但正常婴幼儿期也常见顺钟向转位。

逆钟向转位（counterclockwise rotation）

与顺钟向转位相反，过渡区移向右侧，出现在 V$_1$、V$_2$ 导联上。右侧胸导联的 R 波振幅变大。

关键词

心脏循长轴转位，过渡区，顺钟向转位，逆钟向转位

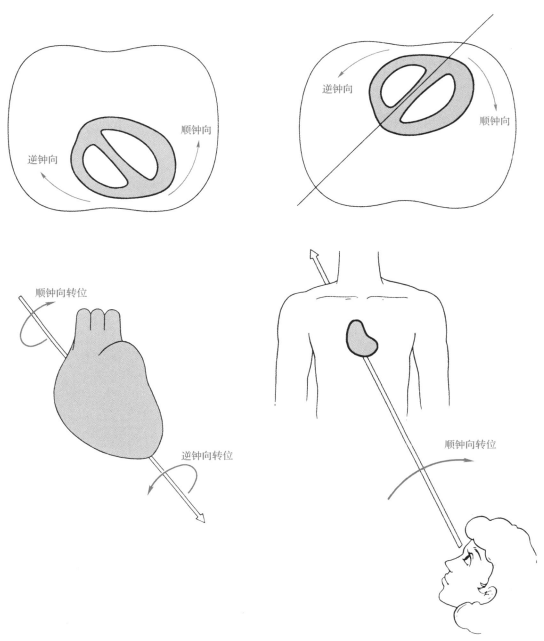

图 1-31 循长轴转位

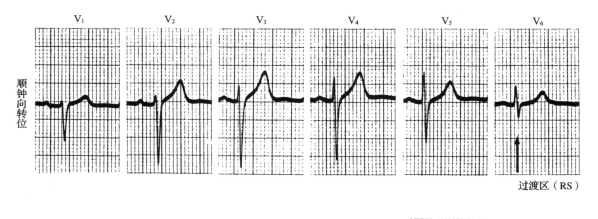

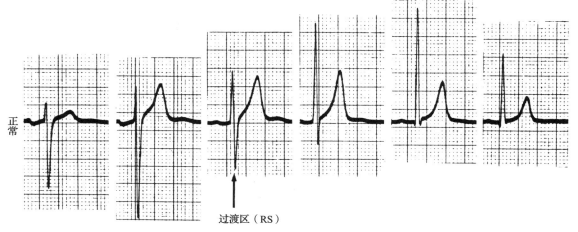

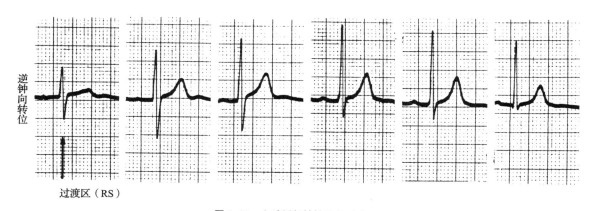

图 1-32　心脏循长轴转位和过渡区

关键词

过渡区

心电图测量的原则

心电图诊断最基本的有两点，一是波的高度、宽度，以及波与波间距等的测量；二是识别心电图波形的类型。

测量法

目前临床上最普及的是**直记式心电图机**。其记录方式是把心电图波形描记在有刻度的**记录纸**上，见图 1-33。

刻度的最小单位（细线间的距离）为 1mm，每个粗线的间隔为 5mm。纵线的刻度用来测量振幅（电压），横线的刻度用来测定时间（间期）。

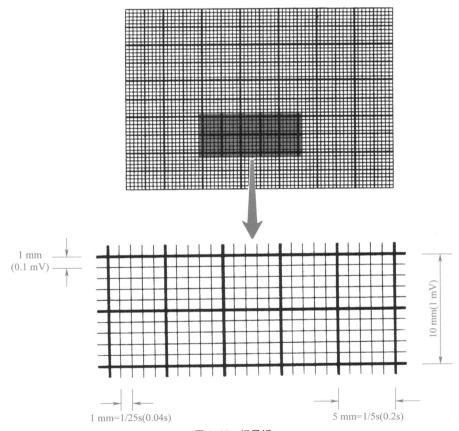

1 mm
(0.1 mV)

10 mm(1 mV)

1 mm=1/25s(0.04s)

5 mm=1/5s(0.2s)

图 1-33　记录纸

关键词

测量法，记录纸

振幅（电压）的测量（图 1-34）

直接用 mm 单位测量振幅的大小，用校正曲线修正，电压单位用 mV 表示。

用标准感度 1mV=10mm 记录心电图时，测量值的 1/10 为实际电压，例如，测量值为 5mm 时，电压为 5/10=0.5mV；若 1mV=9mm，那么电压为 5/9=0.55mV。

测量时等电位线有宽度，一般用下列方法测量。

向上的振幅：自等电位线的上缘至振幅的最顶部。

向下的振幅：自等电位线的下缘至振幅的最底部。

ST 段上下偏移时，自等电位线测量上下的偏移。ST 段自 S 波斜向上方，且 S 波和 ST 段的结合点（**J 点**）下降时，应该在自 J 点 0.08s 后的点进行测量，如图 1-35 所示。

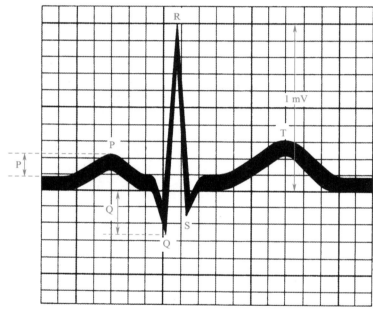

图 1-34 测量法（1）

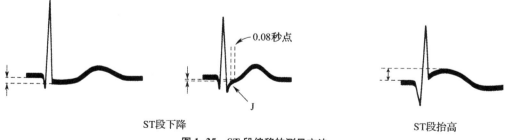

图 1-35 ST 段偏移的测量方法

关键词

振幅的测量

时间因素（间期）的测量

各个波的开始点和结束点，在向上的波形中定在下缘（朝向波形拐角处凸起的点），在向下的波形中定在上缘。

以横线的刻度作为测量尺度。用 25mm/s 的走纸速度记录心电图，所以 1mm 相当于 0.04s（1s÷25）。测量值乘以 0.04s，就可以简单算出真正的时间。例如，4mm 的距离，对应的时间为 $4 \times 0.04s = 0.16s$。

如果严格测量时间间期，会发现很多间期在各导联略有不同。由于振幅大的导联容易测量，所以常使用 P 波、QRS 波群、T 波、U 波都清晰的 II 导联进行测量，如图 1-36、1-37、1-38 所示。

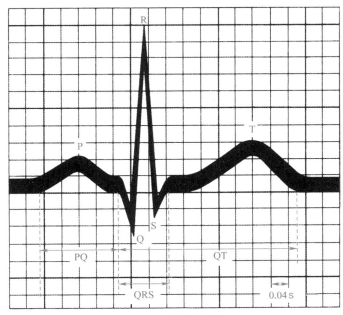

图 1-36　测量法（2）

关键词

间期的测量

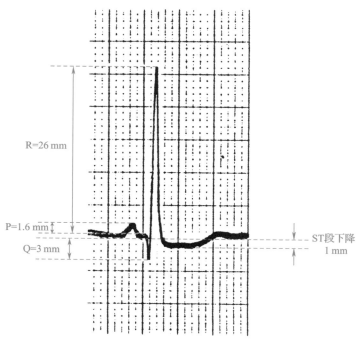

图 1-37　测量举例（1）

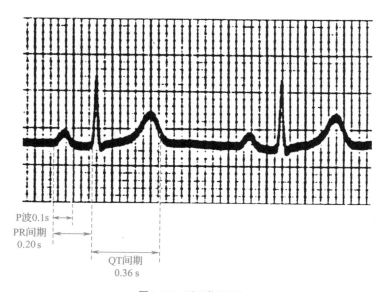

图 1-38　测量举例（2）

11·1 心率的测算方法——心律整齐时

心率（heart rate）是生命体征之一，临床上非常重要。使用以下方法可以在心电图上简便快速地判明心率。

实测法

从实际心电图上可以测算到心率。在心电图上看到的 QRS 波群代表心室的一次收缩。所以记录一分钟的心电图，数一下 QRS 波群出现的次数，即可算出心率。

实际心电图上同一个导联的描记时间不足一分钟，用这样短时间记录也可以算出心率，步骤如下。

① 测量 RR 间期，所得数据乘以 0.04 ；

例如，图 1-39 所记录的 RR 间期为 22mm，那么 $22 \times 0.04 = 0.88$（s）。

② 把 RR 间期测定值换算为秒后，被 60s（1 分钟）除，所得的数为心率。

$60 \div 0.88 \approx 68$

RR 间期测量：可以用普通的尺子测量 RR 间期有多少毫米，也可以目测大概有多少毫米。若使用分规可以得到更准确的数值（图 1-40）。

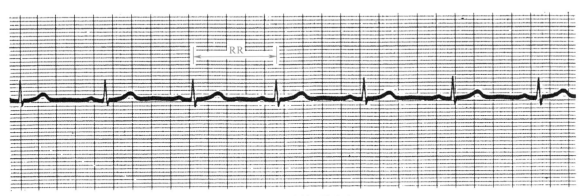

图 1-39　心率的测算方法

关键词

心率，心率的测算方法

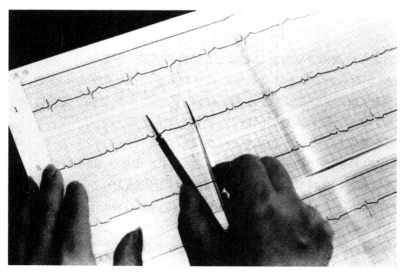

图 1-40 使用分规的方法

使用特殊量具的测算方法

有各种专门用来测算心电图心率的量具 [心率量尺（pulse gauge），或心率比例尺（pulse scale）]。使用这些工具，可容易地算出心率（图 1–41）。

心率量尺的基线（reference）对准 1 个 R 波，判读其后第 3 个 R 波下方的刻度，可直接读出相应的心率。

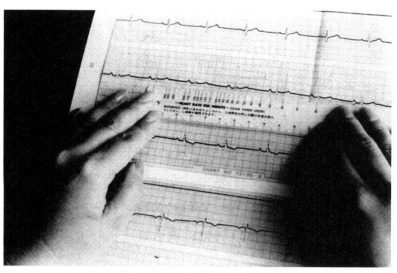

图 1–41 使用心率量尺的方法

关键词

心率的测算方法

简便法

数一下相邻 R 波之间有多少个粗线格（0.04×5=0.2s），然后用 300 除以这个数即得出心率。其理由是 1 分钟（60s）内的粗线格数为 60÷0.2＝300。

例如，相邻 R 波之间有 4 个粗线格，那么 300÷4＝75，即心率为 75 次 / 分。

还有一种方法可以作为粗略计算心率的尺度，如图 1-42 所示，即记住该图记录纸上粗线格的数字，据此估算心率。实际测算时寻找顶端正好在粗纵线上的 R 波，再看下一个 R 波的位置，可以判读大致的心率。

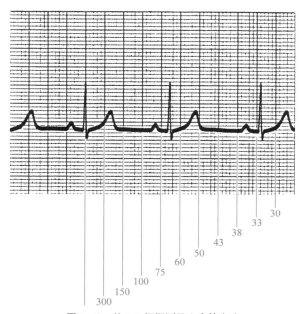

图 1-42 从 RR 间期测量心率的方法

关键词

心率的测算方法

11·2 心率的测算方法——心律不齐时

RR 间期不齐时,计算一下记录纸上 6s 的期间(1s 是 2.5cm 的区域,即 6 个 2.5cm 的区域)内,含有多少个 QRS 波群，这个数再乘以 10，就可得到大致的心率值，如图 1–43 所示。

当然这种方法也可用于心律整齐的病例。

在心电图记录纸上方栏外，每 2.5cm 的区域画有纵线，所以测量简便易行。

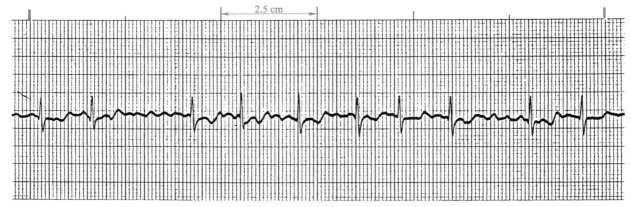

图 1–43　心律不齐时测量心率的方法（本例的心率大约为 100 次／分）

　　如上所述，心率的测量方法有多种，但在实际计算心率时没必要精确到个位数。在临床上如果能迅速判断出患者的心率是否正常、是快还是慢、是非常快还是非常慢等已经足够了。

关键词

心率的测量方法

正常心电图的一般特点

标准导联

QRS 波群在波群 I、II、III 导联主波向上。

T 波和 **P 波**也多向上，但在 III 导联有时低平或双向，T 波在 III 导联有时向下。

通常 P 波、R 波、T 波三者的波幅在 II 导联上最大，在 III 导联比 I、II 导联均小。

由于心脏位置的不同，有时 III 导联的 QRS 波群比 I 导联的大，可见于年轻人。

ST 段正常时在等电位线上。

加压单极肢体导联

aVR 导联基本上呈固定的波形，**P 波**、**QRS 波群**、**T 波**三者均向下。

aVL 导联和 aVF 导联没有基本波形，呈多种形态。肥胖者横位心时，aVL 导联和 I、II 导联的形状相似，立位心时 aVF 导联和 I、II 导联的波形相似。

胸导联

正常时，右胸导联（V₁、V₂）相当于右心室，左胸导联（V₄、V₅、V₆）相当于左心室的前面。

正常时，V₁、V₂ 导联的 **QRS 波群**主波向下，R 波小 S 波深（rS 型），V₅、V₆ 导联的 QRS 波群主波向上，大 R 波小 S 波为正常，另外，还常见小 Q 波（Rs、qR、qRs 型），如图 1-44 所示。

T 波一般均向上。年轻人正常情况下可以看到 V₁、V₂ 导联，有时甚至 V₃ 导联均出现向下波形。

P 波与胸导联的 QRS 波群相比，一般呈很小的波形。因为右胸导联距心房近，所以右胸导联的 P 波很大，但在 V₄ ~ V₆ 导联则为很小的波。多数波形向上。由于心房和导联部位的位置关系，V₁、V₂ 导联的 P 波有时波形向下或呈双向。

正常人心电图各波形的方向见下表。

关键词
正常心电图

正常人心电图各波形的方向

导联	P 波	QRS	T 波
I	↑	↑	↑
II	↑	↑	↑
III	↑	↑	↑
aVR	↓	↓	↓
aVL	↑ ↓	↑ ↓	↑ ↓
aVF	↑ ↓	↑ ↓	↑ ↓
V_1	↑　↑ + ↓	↓	↑ ↓
V_2	↑	↓	↑ ↓
V_3	↑	↓ ↑	↑
V_4	↑	↑	↑
V_5	↑	↑	↑
V_6	↑	↑	↑

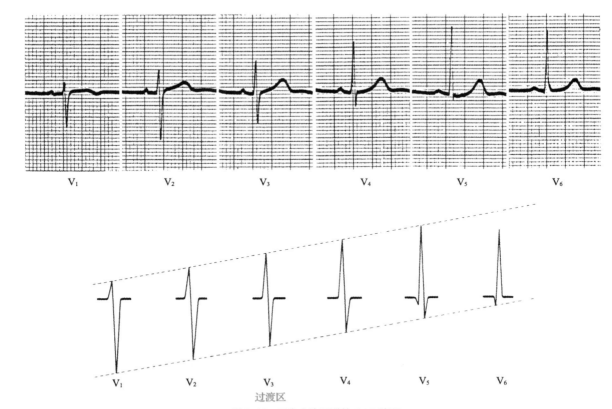

过渡区

图 1-44　正常人胸导联的 QRS 波群

关键词

正常心电图，过渡区

图 1-45 为健康男性的心电图。解读该心电图时,请再次加深对正常心电图特点的理解。

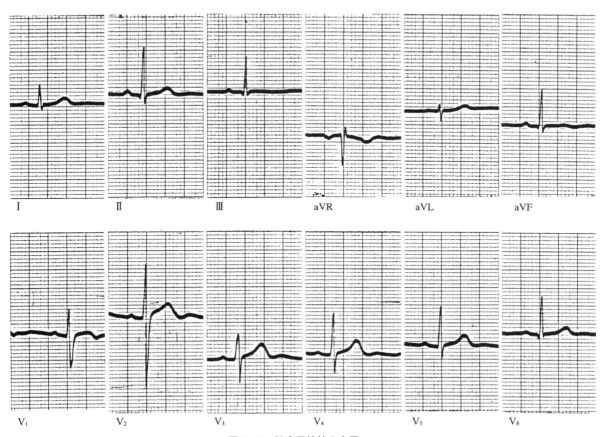

图 1-45 健康男性的心电图

关键词

正常心电图

心电图的解读顺序和判断要点

　　为了正确解读心电图，在良好的条件下记录一份整洁的心电图是非常重要的。图1-46
为同一个患者相同导联的心电图，只是记录条件有所改变，便出现了较大的差异。

　　心电图记录的条件：

　　1）导联正确无误；

　　2）没有交流电和肌电图的混入；

　　3）标准电压感度准确地调整为1mV=10mm；如果振幅太大，在标准电压（1mV=10mm）
下出现歪斜或变形时，可以把标准电压降至1/2（1mV=5mm）。这种情况会在记录胸部导联
时出现。在诊断上，心电图振幅的大小有很大的意义，所以用1/2记录时，有必要事先标明
标准电压。

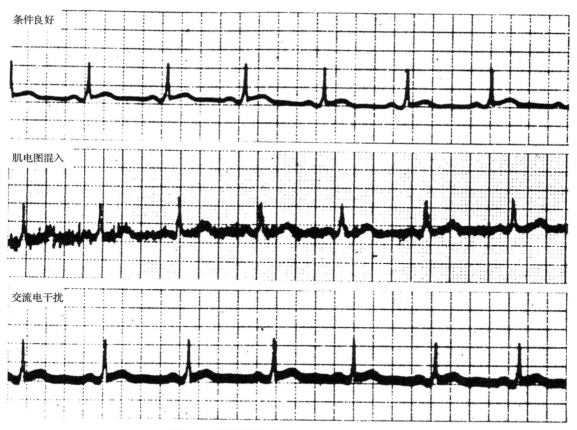

图1-46　不同记录条件下同一患者相同导联心电图

关键词

解读顺序，标准电压感度，肌电图，交流电干扰

4）等电位线不晃动（因为对解读 ST–T 有影响）；

5）没有波形的歪斜；

6）总体上看曲线的对比度良好；

7）出现异常波形时，应确认是否是人为异常波（人为现象：记录纸输送失误、患者手足活动、咳嗽等，常出现奇怪的波形）。

记录心电图时，如果达不到上述条件，波形可能会出现细微的歪斜。

应当养成按一定顺序解读心电图的习惯，这样会减少漏读。特别是在解读心电图尚未熟练时期，最好经常按同样的顺序进行。

读解心电图的顺序（并没有特殊的规定，但是笔者总是按如下的顺序进行）：

1）测量心率；

2）判断节律；

3）测量时间因素（间期）：PR(PQ) 间期、QRS 波群宽度、QT 间期等；

4）波形、大小：P 波、QRS 波群、ST 段、T 波（U 波）。

关键词

解读顺序，人为现象

第2单元

心电图基本类型的解读要点

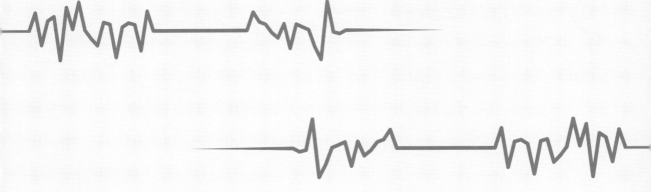

　　第一单元的内容是解读心电图所必要的基础知识。

　　第二单元是解读临床上重要而有代表性的心电图类型，结合实际病例，以**解读要点**为中心进行解说。

　　图 2-1 的心电图正常还是异常？这个心电图是明显异常的。异常表现在波形有时向上，有时向下，还有些导联的波形出奇的大等（再复习一次 p.39 正常心电图的一般特点）。最简单的方法是和图 1-45 的心电图（正常者）进行比较即可。和正常图一比较，至少能够马上明白这个心电图不正常。这个心电图可以诊断为"左心室肥大、左心房负荷增重"。

　　通过心电图可以了解许多信息，尤其起到关键作用的是对于**心肌异常**和**心律失常**两种疾病的诊断（p.3）。

　　如果学习了第 2 单元，再看到图 2-1 时，就应该可以立即做出"左心室肥大、左心房负荷增重"的诊断了。

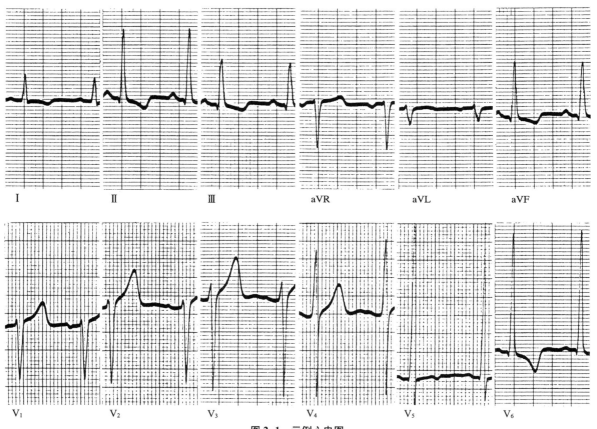

图 2-1　示例心电图

P 波的形成

P 波的形成

心房兴奋时，在心电图上描记为 P 波。因为 P 波与心房的收缩有关，所以，如果心房发生某些变化时，P 波的波形和宽度也随之变化。

为了理解 P 波的变化，有必要搞清楚**正常 P 波**为何是这样的图形。

心脏最初发生电活动产生兴奋的地方为**窦房结**，但窦房结的兴奋在心电图曲线上并不表现出来。

窦房结位于右心房内，发自窦房结的兴奋首先使右心房兴奋。自**右心房兴奋**开始延迟约 0.03s，**左心房兴奋**才开始。右心房的兴奋于左心房兴奋结束前而结束。所以左、右心房的兴奋时期有极微小的差。

在正常情况下，**P 波的开始**与右心房兴奋的开始一致。**P 波结束**相当于左心房兴奋结束。一般认为 P 波的前 1/3 是右心房兴奋，后 1/3 是左心房兴奋，中间 1/3 大致是左、右两心房兴奋而合成描记的波形（图 2-2）。

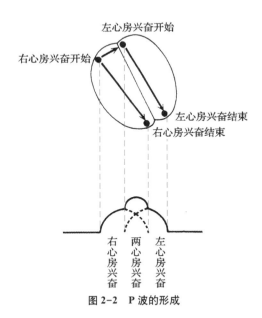

图 2-2 P 波的形成

关键词

P 波的形成，正常 P 波

如图 2-3 所示，从解剖学角度来看，右侧胸导联（V_1、V_2）接近心房，所以描记出的 P 波大。一般情况下，心房位于左、右第 3 ~ 4 肋间。V_1、V_2 导联的电极板置于第 4 肋间，所以心房位置比电极板稍微偏上。

V_1 导联距右心房壁近，受右心房兴奋的强烈影响，而几乎不受左心房兴奋的影响。V_1 导联部位位于右心房的稍下方，所以 V_1 导联电极板朝着兴奋的方向，故 P 波通常向上（直立）（图 2-4）。但有时也会出现相当于左心房兴奋的小的向下波（倒置）（图 2-5）。

V_4 ~ V_6 导联位于左心房侧，所以主要受左心房壁兴奋的强烈影响。但由于远离心房，正常情况下表现为 P 波小而向上。

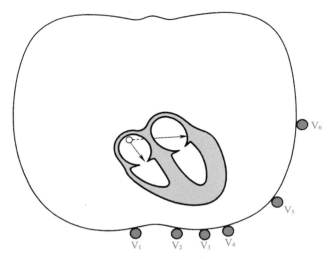

图 2-3　胸导联对应心房兴奋解剖示意图

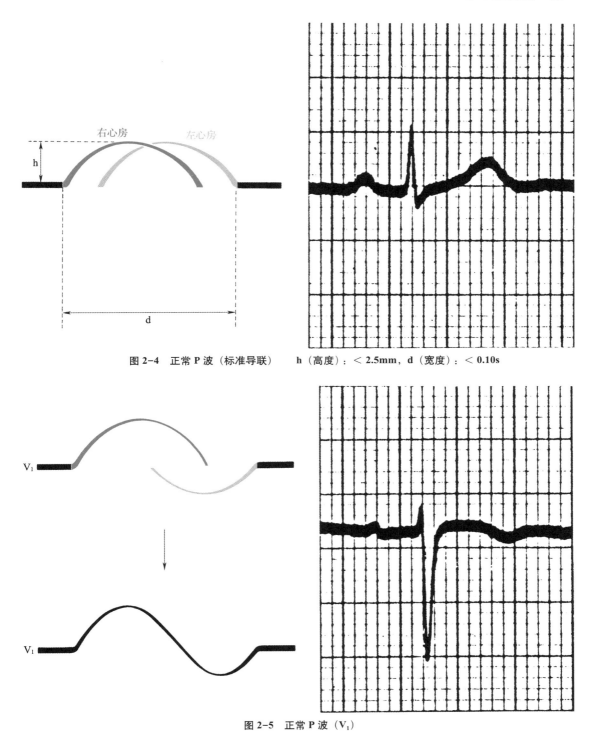

图 2-4 正常 P 波 (标准导联)　　　h (高度)：< 2.5mm，d (宽度)：< 0.10s

图 2-5　正常 P 波 (V₁)

关键词

正常 P 波

2　异常 P 波

　　心房异常（肥大、扩张）发生后，心房的兴奋状态发生变化，P 波的形状、宽度也随之变化。图 2–6 为正常 P 波形态，图 2–7 为异常 P 波形态。在后天性瓣膜病、先天性心血管疾病等疾患中，心房有各种程度的负担加重。心房肌层与心室肌层相比非常薄，如果血流动态的变化加重了心房负担，容易引起心房扩张。在有的病例中，心房肌尚未经过肥大阶段，心房内腔先扩大。

　　对于心房异常的心电图 P 波变化，以前使用过**心房肥大**（atrial hypertrophy）、**心房扩大**（atrial enlargement）、**心房负荷增重**（atrial overload）等多种术语。实际临床上多数病例未经过心房肌肥厚阶段，最早出现的便是心房扩大，所以最近经常使用心房负荷增重这个术语。本书也使用心房负荷增重这个术语进行解说。

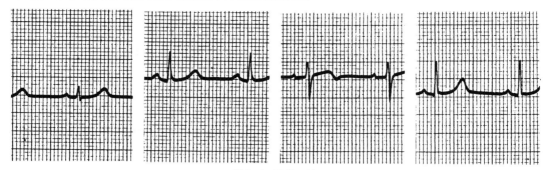

图 2-6　正常 P 波

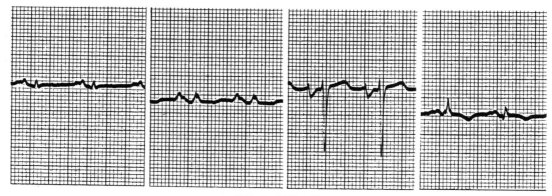

图 2-7　异常 P 波

关键词

异常 P 波，心房负荷增重

2·1 左心房负荷增重

左心房负荷增重（left atrial overload，LAO）时，左心房兴奋传导时间延长。

如 p.47 的说明，P 波后部代表左心房的兴奋，P 波结束点相当于左心房兴奋终结点，所以此时 P 波的后半部凸起（呈双峰型），并且比正常兴奋终结时间延迟。左心房负荷增重时的**特点**是，Ⅰ、Ⅱ导联 P 波分裂、增宽；右胸导联（V_1、V_2）上代表左心房兴奋的后半部向下加深、变宽。图 2–8 为左心房负荷增重的典型病例。

左心房负荷增重的心电图变化（图 2–9）

1）Ⅰ、Ⅱ：P 波增宽（＞ 0.11s），分裂 [呈双峰型，即**二尖瓣型 P 波** (mitral P)]。

2）V_1、V_2：P 波双向（向下波加深、增宽）。

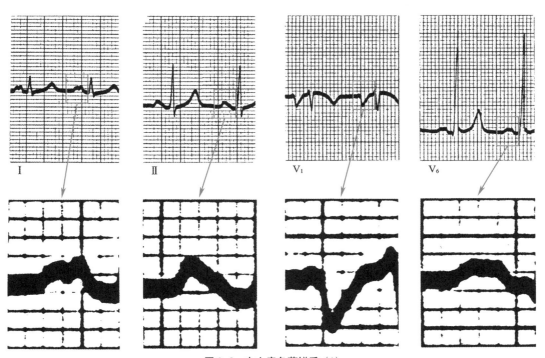

图 2-8 左心房负荷增重（1）

关键词

左心房负荷增重，**LAO**，二尖瓣型 **P 波**

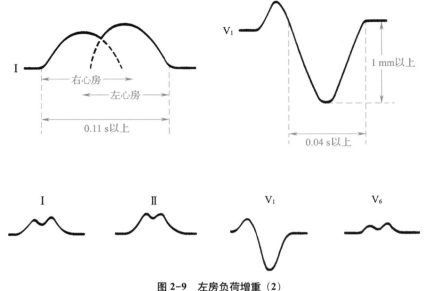

图 2-9　左房负荷增重（2）

左心房负荷增重的疾病

代表性疾病是二尖瓣膜病，还有高血压、缺血性心脏疾病、主动脉瓣膜病和其他左心疾病左心房负荷过重时。

> **备注**
>
> **二尖瓣型 P 波** (mitral P)
>
> 最初只有标准导联普及时，在二尖瓣膜病中，Ⅰ、Ⅱ导联上频频出现双峰型 P 波，故以此命名。但由于其他疾病也出现同样变化，并不单是二尖瓣膜病的特征，所以最近这个名词基本上不使用了。

> **备注**
>
> **P 波终末电势**　**(Morris 指数)**
>
> 用 V₁ 导联上双向 P 波的负向波的宽度（s）和振幅（mm）之积来表示，当其负值小于 —0.04 mm·s 时，判断为左心房负荷增重。该方法作为左心房负荷增重的诊断标准最为可靠。
>
>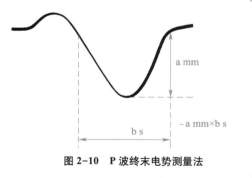
>
> 图 2-10　P 波终末电势测量法

关键词

二尖瓣型 P 波，P 波终末电势（Morris 指数）

2·2 右心房负荷增重

右心房比左心房先兴奋，也先结束。**右心房负荷增重**（right atrial overload，RAO）时，代表右心房兴奋的 P 波的前半部分发生变化，P 波的振幅增大。即使右心房因扩大而兴奋延迟，一般也不会比左心房兴奋结束时间滞后，所以 P 波不会增宽。在 V_1、V_2 导联，代表右心房兴奋的 P 波前半部分的振幅增大。

图 2–11 的心电图典型地表现出了右心房负荷增重的**特征**。

右心房负荷增重的心电图变化（图 2–12）

1）Ⅱ、Ⅲ、aVF：P 波高电压（$P_Ⅱ$ > 2.5 mm），高尖（宽度不增加）；

2）V_1（V_2）：P 波高电压（P_{V1} ≥ 2 mm）。

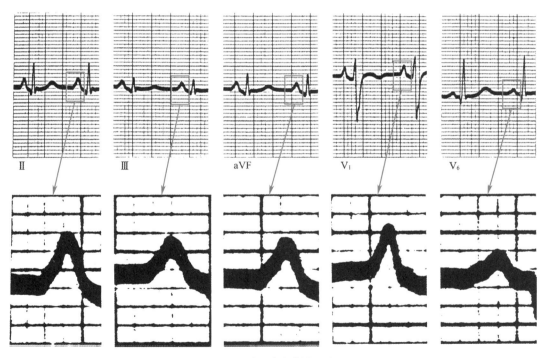

图 2–11 右心房负荷增重（1）

关键词

右心房负荷增重，**RAO**

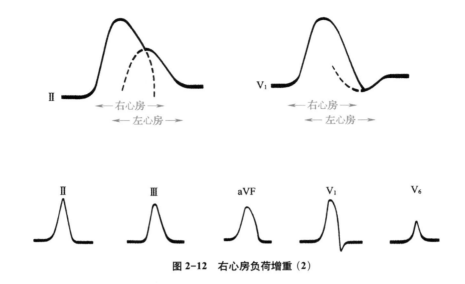

图 2-12　右心房负荷增重（2）

右心房负荷增重的疾病

慢性肺部疾病（支气管哮喘、肺气肿等）、肺心病、原发性肺动脉高压、先天性心血管疾病（房间隔缺损、法洛四联症、肺动脉瓣狭窄等）。

备注

肺型 P 波（pulmonary P）

与二尖瓣型 P 波一样，也是在只有标准导联普及时代提出的术语。在肺部疾病中，经常在 Ⅱ、Ⅲ 导联上出现高尖的 P 波，所以使用了与二尖瓣型 P 波对应的名称。但由于其在肺部疾病以外的其他疾病中也常出现，所以最近这个术语基本上也不使用了。

关键词

右心房负荷增重，肺型 P 波

②·③ 两房负荷增重

两房负荷增重（biatrial overload，BAO）为左心房负荷增重和右心房负荷增重的表现合并出现的变化，见图 2–13。

两房负荷增重的心电图变化

1）标准导联的 P 波：振幅增大、增宽（> 0.11s）。

2）V_1（V_2）的 P 波：双向。

向上波　高尖、振幅增大。

向下波　增宽、加深。

两房负荷增重的疾病

二尖瓣狭窄合并肺动脉高压、艾森门格综合征（Eisenmenger syndrome）、重症肺心病、全心衰竭。

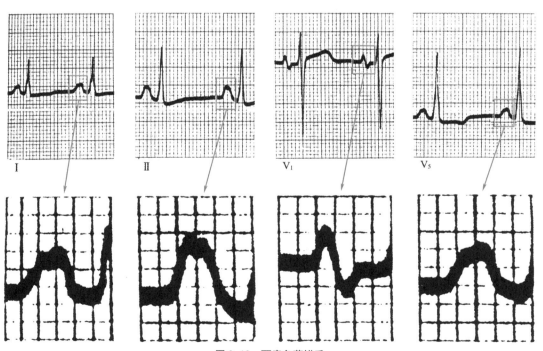

图 2–13　两房负荷增重

关键词

两房负荷增重，**BAO**

心房负荷增重的鉴别

	标准导联	胸导联（V₁、V₂）
左心房 负荷 增重	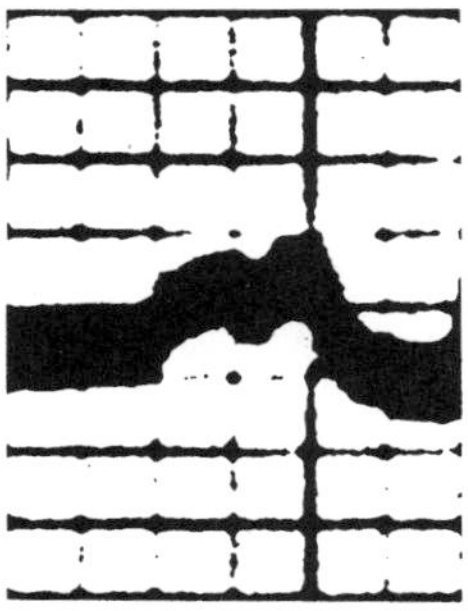 增宽（≥ 0.11 s） 呈双峰型	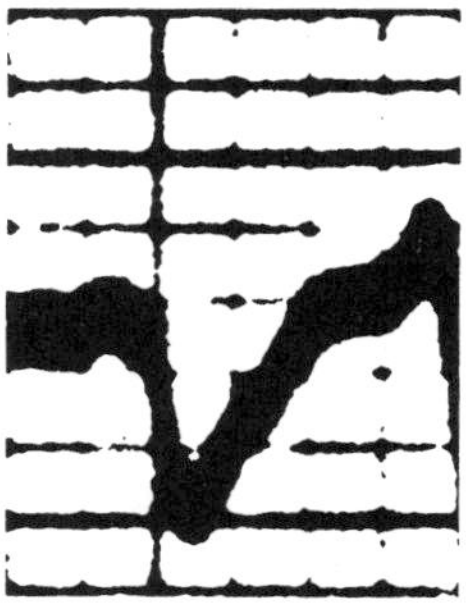 增宽（≥ 0.04 s）
右心房 负荷 增重	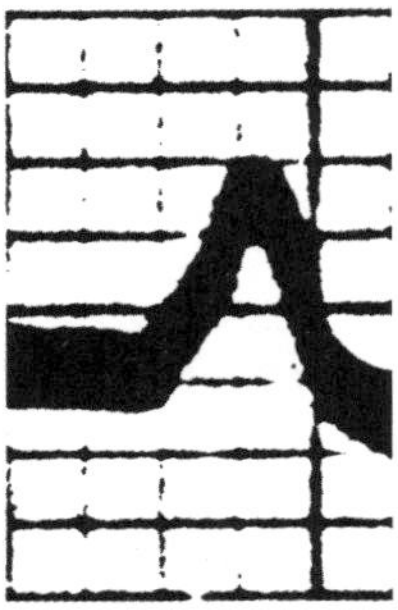 振幅大（≥ 2.5 mm） 高尖	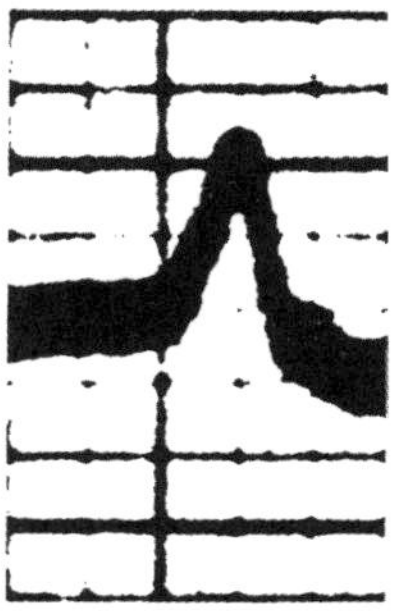 振幅大（≥ 2.0 mm） 高尖
两房 负荷 增重	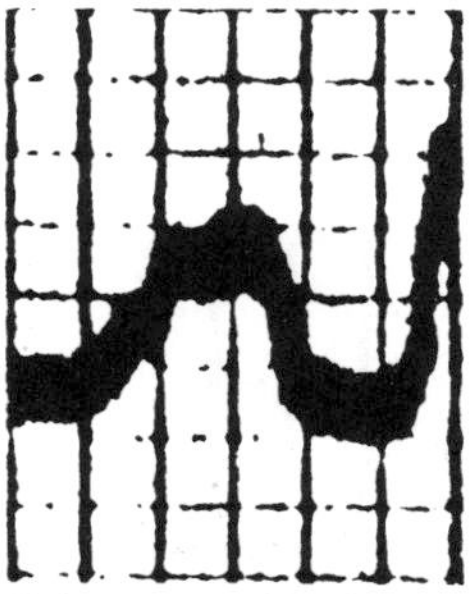 增宽（≥ 0.11 s） （有时呈双峰型）	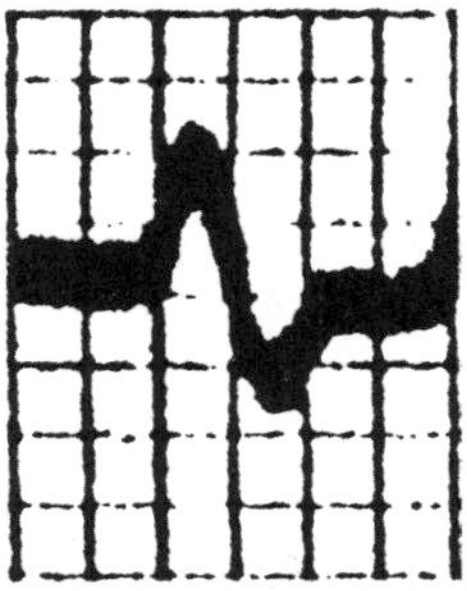 增宽（≥ 0.04 s） 双向

关键词

心房负荷增重的鉴别

③ 心室肥大

心室壁肌层肥大称为**心室肥大**（ventricular hypertrophy）。心室肌肥大时，左、右心室电势的平衡出现紊乱，反映肥大侧心室的心电图导联上出现特异性变化，见图2-14。

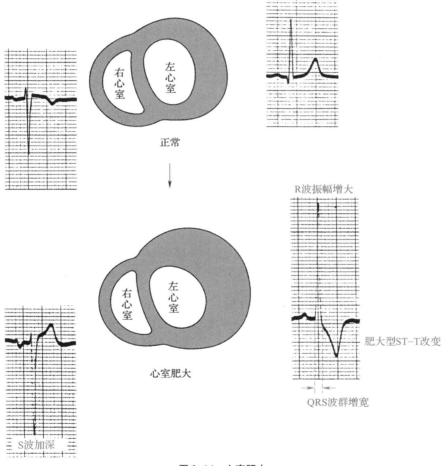

图2-14　心室肥大

关键词

心室肥大

心室肥大的心电图特征

1）**QRS 波群振幅增大**

为最显著的变化，而且在早期即能发现。**心室肥大的心电图诊断标准**多使用 QRS 波群的电压值。心室肌肥大时，在距该心室较近的导联上 R 波振幅增大，其对侧的导联上反而是 S 波加深。

2）**QRS 波群增宽**

心室肌肥大时，兴奋自心室肌层的内侧传导至外侧需要一定的时间。肥大的心室壁兴奋结束当然也需要时间，所以 QRS 波群变宽。

3）**ST–T 改变**

ST–T 常与 QRS 波群方向相反，但不是必有的变化，轻型病例有时完全看不到这种变化。也有病例 ST 段没有变化，只是 T 波呈双向或倒置。

心室肥大有时出现的 ST 段下降，其形状表现虽然也可见到**缺血性下降**（参照 p.20）的类型，但常见特征是 ST 段的中央部向上方凸起，移行为双向或倒置 T 波。T 波的尾部有较尖的底部。从 R 波的下降支向 ST 段转换时出现棱角。

上述的 ST–T 改变可见于肥大型 ST–T 改变、**劳损型改变**（参照 p.21）、过山车样效果等改变。

关键词

心室肥大，劳损型改变

3·1 左心室肥大

左心室肥大（left ventricular hypertrophy，LVH）时，大于正常的心电势朝向左心室，左心室相关的导联（V_5、V_6）上出现"大 R 波""QRS 波群增宽"，对侧导联（V_1、V_2）"S 波加深"，见图 2-15。

心电图变化

1）QRS 波群

V_5、V_6 导联的 R 波增大（$\geqslant$ 26mm）。

V_5、V_6 导联的 QRS 波群增宽（0.1 ~ 0.11s）。

V_1、V_2 导联的 R 波减小、S 波加深。

2）ST–T 改变

V_5、V_6 导联的 ST 段下降，T 波呈双向或向下。

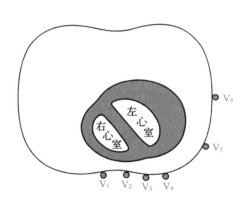

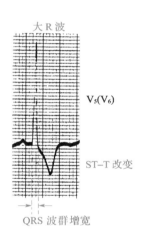

大 R 波

$V_5(V_6)$

ST–T 改变

QRS 波群增宽

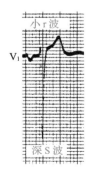

小 r 波

V_1

深 S 波

图 2–15 左心室肥大

关键词

左心室肥大，**LVH**

3）其他

电轴左偏，有时伴有左心房负荷增重的表现。

诊断标准

常使用 **Sokolow–Lyon** 标准。具有代表性的如下两种：

$R_{V5\ (V6)} \geqslant 26mm$

$S_{V1}+R_{V5\ (V6)} \geqslant 35mm$

左心室肥大疾病

高血压、主动脉瓣膜病、二尖瓣关闭不全、室间隔缺损、动脉导管未闭、心肌病等。

图 2–16 为左心室肥大的病例常见特征。根据说明（参照 p.59），判读其类型特点。

还记得这张心电图吗？其实是第 2 单元开始时就出现过的心电图。即使第一次看到时没有读懂的人，如果掌握了左心室肥大的基本特点，应该可以充分解读了。

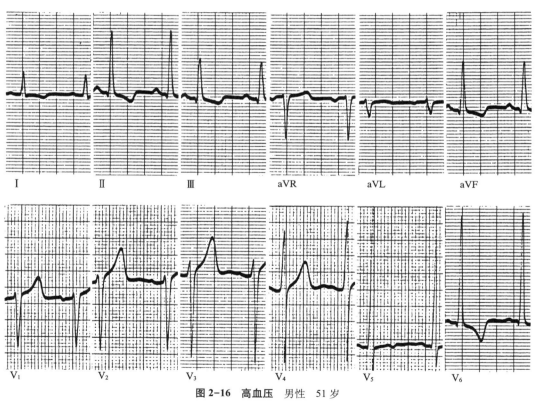

图 2–16　高血压　男性　51 岁

关键词

左室肥大，**Sokolow–Lyon** 标准

3·2 右心室肥大

　　自出生后到少儿时期，生理上呈**右心室优势**，心电图上也出现相应的类型。随着发育逐渐变成**左心室优势**，到成人时，左、右心室壁厚度比例为 3：1。健康成人左心室电势占优势，所以如果不是相当高度的**右心室肥大**（right ventricular hypertrophy，RVH），心电图上不会表现出来。根据心电图诊断右心室肥大，比诊断左心室肥大困难得多。

　　出现右心室肥大时，心脏电势朝向右心室侧，所以在代表右心室的导联（V_1、V_2）上出现"大 R 波""QRS 波群增宽"，对侧的导联（V_5、V_6）S 波加深。大体可以认为出现与左心室肥大正相反的变化，见图 2–17。

心电图的变化

　　1）QRS 波群

　　　　V_1、V_2 导联的 R 波增大（≥ 7mm）。

　　　　V_1、V_2 导联的 QRS 波群增宽（0.1 ～ 0.11s）。

　　　　V_5、V_6 导联的 S 波加深。

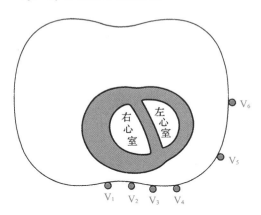
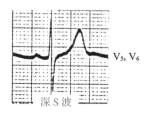
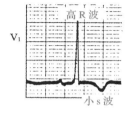

图 2-17　右心室肥大

关键词

右心室肥大，**RVH**

（但是，临床上如果不是特别明显的右心室肥大，R 波的振幅不会增大）。

QRS 波群基本上表现为如下 3 个类型：

　　① R 波变大（R、Rs、RS、qR 型等）；

　　② 右束支传导阻滞型（RSR′、rsR′、rSR′、rsr′ 型等）；

　　③ 胸导联上广泛呈现 rS 型（明显的顺钟向转位）。

可以说②、③是右心室肥大的特殊类型（图 2–18）。

②是右心室在舒张期血流量增加，使容量负荷加重，肥大的同时也引起扩大。这种类
　型的右心室肥大，最常见于房间隔缺损。

③难于诊断右心室肥大，此类型常见于慢性肺心病等。

2）ST–T 改变

一般不像左心室肥大时那样明显。在 V₁、V₂ 上 ST 段压低，T 波方向与 QRS 波群的主
波方向相反。

3）其他

常见变化有电轴右偏、右心房负荷增重等。

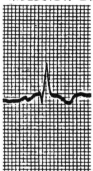

右心室容量负荷增重（不完全性右束支传导阻滞类型）

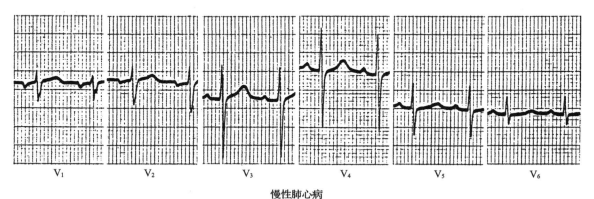

慢性肺心病

图 2–18 右心室肥大的特殊类型

关键词

右心室肥大，房间隔缺损，肺心病

诊断标准

经常使用的仍然是 **Sokolow–Lyon** 标准。

$R_{V1} \geqslant 7mm$

$R_{V1}+S_{V5\ (V6)} \geqslant 10.5mm$

$S_{V5} \geqslant 7mm$

$R_{V5\ (V6)} \leqslant 5mm$

$R/S_{V1} \geqslant 1.0$ (5 岁以下 4mm)

$R/S_{V5} \leqslant 1.0$

右心室肥大的疾病

先天性心血管疾病（肺动脉瓣狭窄、法洛四联症、房间隔缺损等）、原发性肺动脉高压、慢性肺心病等。

图 2–19 是右心室肥大病例。边看图解（参照 p.61），再一次加深理解右心室肥大心电图类型。该心电图右心室肥大的特征表现得很充分。

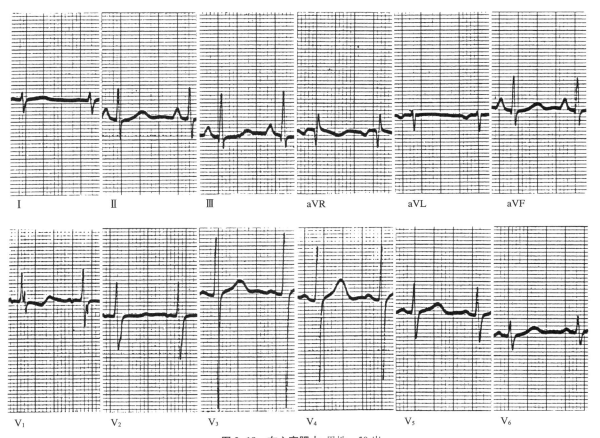

I II III aVR aVL aVF

V_1 V_2 V_3 V_4 V_5 V_6

图 2-19　右心室肥大　男性　50 岁

关键词

右心室肥大，**Sokolow–Lyon** 标准

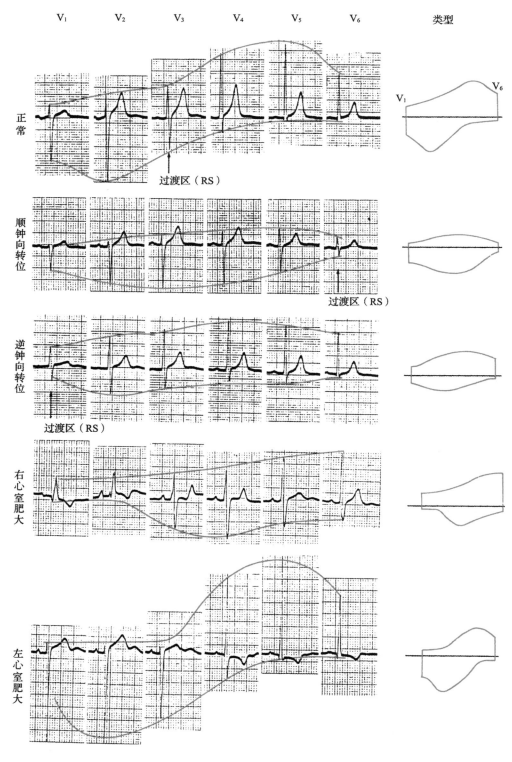

图 2-20 各类型心电图胸导联 R 波与 S 波电压变化示意图

③·③ 双侧心室肥大

　　双侧心室肥大（biventricular hypertrophy，BVH）的诊断比左、右心室单独肥大的诊断都困难。因为成人生理状态下左心室占优势，如果双侧心室均肥大，即使其变化没有左右的不同，左心室仍占优势，于心电图上则表现为正常范围或左心室肥大。

　　双侧心室同时肥大时，右心室和左心室的电势同时增大。另外，因为各自的特征表现相互抵消，所以有些病例在心电图上无明显异常表现。

双侧心室肥大的心电图特点（图 2–21、2–22）

　　1）一般情况下，左心室肥大和右心室肥大的表现同时存在。

　　左、右胸导联均出现 R 波振幅增大。

　　2）多数类型是以左心室肥大表现为主，再加上以下部分右心室肥大的特点：

　　① 电轴右偏；

　　② V_1 导联的 R 波或 R′ 波增大，和（或）V_1 的 R/S 或 R′/S > 1.0；

　　③ V_5 和（或）V_6 有深 S 波；

　　3）有的类型是在右心室肥大特点的基础上，常伴有一个以上的下述表现：

　　① 电轴左偏；

　　② V_5、V_6 出现大 R 波；

　　③ 左胸导联出现深 Q 波，和（或）在 Ⅱ、Ⅲ、aVF 出现深 Q 波；

　　④ 中间部位胸导联（V_3、V_4）和（或）2 个以上的标准导联的 QRS 波群呈 RS 型，且振幅增大（Katz–Wachtel sign）。

关键词

双侧心室肥大，BVH；Katz–Wachtel sign

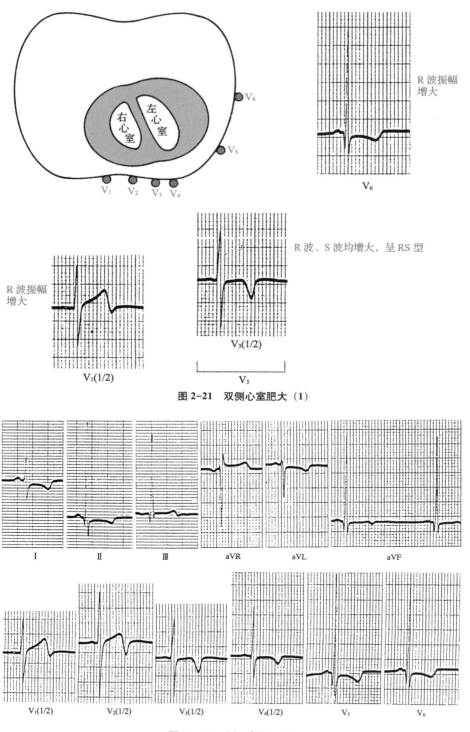

图 2-21 双侧心室肥大（1）

图 2-22 双侧心室肥大（2）

关键词

双侧心室肥大

心肌缺血·冠状动脉功能不全

对于**心肌缺血**（myocardial ischemia）、**冠状动脉功能不全**（coronary insuffciency）这个术语的解释因人而异，差别很大。冠状动脉功能不全原本是个病理生理学概念，意味着心肌对氧的需求和供给失去平衡，如图 2–23。其原因最常见的是冠状动脉硬化，这也是临床上一个重要的概念，其他如贫血、甲状腺功能亢进症、发作性心动过速等也可引起冠状动脉功能不全。

冠状动脉硬化引起的**缺血性心脏疾病（心绞痛、心肌梗死）**在临床上很重要，是由于冠状动脉向心肌的供氧不足而引起的。冠状动脉阻塞，血行不能恢复，引起冠状动脉灌流区域的心肌发生坏死（**心肌梗死**）。特别是因为心肌梗死可以危及生命，所以心肌梗死是心脏病中最重要的疾病之一。

心电图在心肌缺血的诊断上有非常重要的价值，所以必须掌握具有特征性的心肌缺血心电图类型。

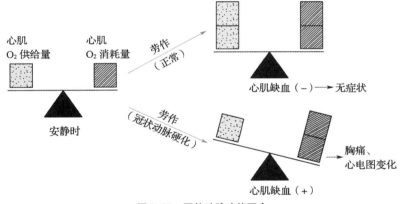

图 2–23 冠状动脉功能不全

关键词

心肌缺血，冠状动脉功能不全，缺血性心脏疾病

4·① 心绞痛（1）

心绞痛（angina pectoris）是心肌供血一时不足引起的疾病。其原因很多，冠状动脉病变为最重要的原因，如图 2–24 所示。

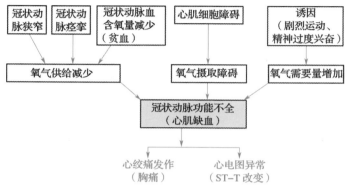

图 2–24　心绞痛的发病机制

心电图特点

最具有**代表性的变化是 ST–T 的异常**。实际上多为 ST 段和 T 波两者的变化合并出现。左心室肥大、电解质紊乱、贫血、药物的影响等也可引起类似的变化，所以有时不能仅靠心电图来确诊。

劳力性心绞痛（angina of effort）：劳作引起的一过性心绞痛发作。如果不是在发作时记录心电图，多数无明显异常。

自发性心绞痛（resting angina）：心绞痛发作与运动引起的心肌耗氧量增大无关。其中也包括**变异型心绞痛**。这种情况下，多使用**动态心电图**（Holter 心电图）进行长时间记录。若记录不到发作时的心电图，一般不能做出诊断。

1）ST 段异常

ST 段抬高或下降。

判读 ST 段抬高、下降是否异常的要点已经在第一单元（参照 p.18 ~ 21）中说明。关于 ST 段异常的类型，最好重新充分复习一下并牢记。

当心肌损害限于心内膜侧或心外膜侧时，心电图相应导联和该相应导联的对侧导联上，有时出现相反的变化，这种现象称为**对应性改变**（reciprocal change），是缺血性心脏病的特异性心电图变化（p.18）。

关键词

心绞痛，ST 段异常，对应性改变

例如，V_5、V_6 导联 ST 段下降，V_1、V_2 导联 ST 段抬高，如图 2–25 所示。

图 2–26 为陈旧性心肌梗死病例的 V_4 导联。本病例属于心绞痛中被称为变异型心绞痛的类型，发作中记录的心电图出现类似心肌梗死的 ST 段抬高。

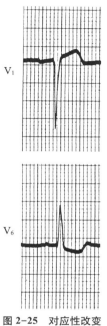

图 2–25　对应性改变

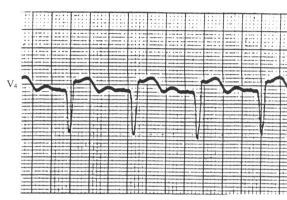

图 2–26　ST 段抬高

图 2–27　男性，72 岁，住院中典型心绞痛发作时的 V_5、V_6 导联的波形。表现为明显的缺血性 ST 段下降。像本病例在自然发作的心绞痛中能够记录心电图变化，即可以确诊。

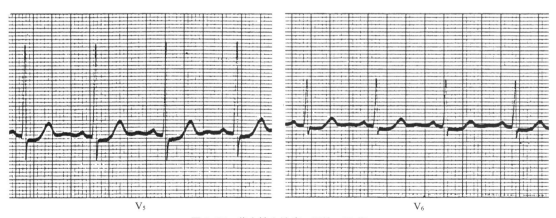

图 2–27　劳力性心绞痛　男性　72 岁

关键词

对应性改变

2）T 波异常

一般情况下，与 ST 段改变相比，T 波改变的非特异性更强。在除冠状动脉疾病以外的其它疾病中（如心肌炎、心肌病、心包炎、蛛网膜下腔出血、急性脑损伤、肺栓塞症、电解质紊乱、自主神经失调等）也可出现。有时心绞痛也单独表现为 T 波的变化。即使是健康人，在沐浴、精神兴奋、进食等生理变化时也会出现轻度的 T 波变化。

如果心电图不仅有 T 波变化，还合并 ST 段改变，由心肌缺血引起的可能性大。

左右对称、深而底尖向下的 T 波称为**冠状 T 波**（coronary T wave），是心肌梗死等出现的重要变化。

（关于 T 波，请再学习一遍第 1 单元）

图 2-28　女性，48 岁，自觉胸部有压迫感，曾被诊断为劳力性心绞痛。本例运动负荷试验（参照 p.73）为阴性。心电图显示，Ⅱ、aVF 导联的 T 波振幅小，Ⅲ 导联的 T 波为倒置，ST 段无变化。这种程度的 T 波改变不应该被判断为异常。患者年龄在中年以上，当有可疑的心绞痛症状时，应再次进行运动负荷试验为主的专业检查，才能确定诊断。

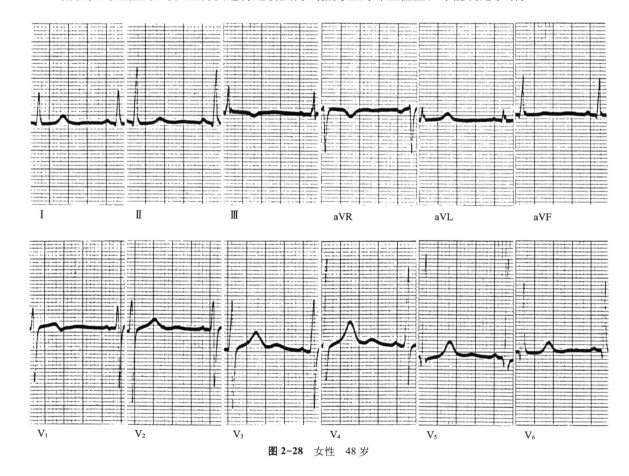

图 2-28　女性　48 岁

关键词

T 波异常，冠状 T 波

3）U 波异常

U 波是在 T 波后出现的振幅最小的波形。产生机制目前尚未完全清楚。正常情况下多出现在 $V_2 \sim V_4$ 导联上。

心肌缺血时常出现异常 U 波，其在诊断上的意义受到关注。

异常 U 波（图 2-29）

① 高而向上的 U 波（多见于低钾血症，一般大于 0.2mV，当比同导联 T 波振幅大时，为显著异常。另外，ST 段下降，倒置 T 波后出现向上 U 波也视为异常）。

② 深而向下的 U 波（≥ 0.5mm）。

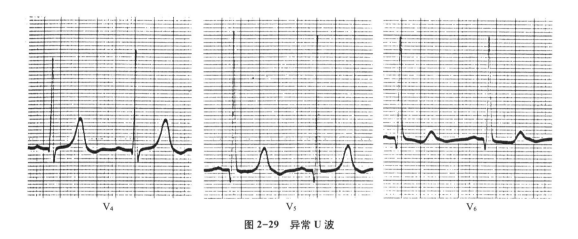

图 2-29 异常 U 波

冠状动脉疾病异常心电图多局限地表现在反映病变血管区域的导联，这是其特点，如下表所示，但下表中所列范围也并不是绝对的。

有多种疾病（如心肌炎、心包炎、电解质紊乱等）表现为 ST-T 改变，但是这些疾病在广泛的导联上出现变化。

冠状动脉分支和出现心电图变化的相应导联

左冠状动脉前降支（左心室前壁、侧壁）：$V_1 \sim V_6$
左冠状动脉回旋支（左心室侧壁）：Ⅰ、aVL、V_6
右冠状动脉（左心室下壁、纯后壁）：Ⅱ、Ⅲ、aVF、$V_1 \sim V_3$

关键词

U 波，异常 U 波，冠状动脉分支

4·2 心绞痛（2）——变异型心绞痛

一般认为其发生机制为沿心外膜分布的冠状动脉发生痉挛，造成心肌层严重缺血所致。发作时的心电图变化表现在心外膜下心肌层缺血而造成损害时表现强烈的部位相应的导联。

心电图特点（图 2-30）

发作时记录的心电图有如下变化：

1）损害区相应的导联发生 **ST 段抬高**；

2）发作缓解时，ST 段抬高消失。

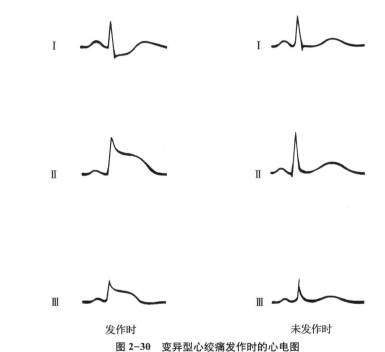

发作时　　　　　　　　　　　　　　未发作时

图 2-30　变异型心绞痛发作时的心电图

关键词

变异型心绞痛，ST 段抬高

4·3 负荷试验

　　有很多患者根据自觉症状和体征被疑为心绞痛，但在心绞痛未发作时和安静时，心电图正常，或只有轻微变化。

　　大部分心绞痛的自觉症状很有特异性，有时深入细致的询问比一份心电图更可信。发作时可以记录心电图，特别是出现特异性的缺血性变化时更易于诊断。但在未发作期、安静时的心电图没有变化的情况下，可以给心脏增加一定的负荷（**负荷试验**），诱发冠状动脉供血不足（心肌缺血），观察患者自觉症状的变化及心电图是否出现缺血性改变等。

1. 负荷试验的种类

（1）运动负荷试验

　　最常使用的是给身体增加一定运动量的方法。

　　1）**Master 二级梯运动试验**（two step test）：如图 2–31 所示，两层阶梯（每层高 9 英寸，约 23cm），根据年龄、体重、性别计算出上下的次数，在一定时间内完成。Master 原来的方法是在一分半的时间内完成规定的上下次数 [**一重负荷试验**（single two step test）]。这种方法多数负荷量不足，阳性率低。临床上根据患者情况加大负荷量，进行如 3 分钟 [**二重负荷试验**（double two step test）]、4 分钟半 [**三重负荷试验**（triple two step test）] 等试验。

　　在多数国家，这种方法因诊断精密度低而几乎不再被使用。

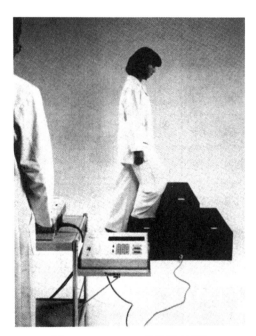

图 2–31　Master 二级梯运动试验

关键词

　　负荷试验，运动负荷试验，**Master** 二级梯运动试验

二级梯运动试验的运动次数（根据 Master 改编）

体重（kg）\ 年龄（岁）	性别	5~9	10~14	15~19	20~24	25~29	30~34	35~39	40~44	45~49	50~54	55~59	60~64	65~69
18~22	男	35	36											
	女	35	35	33										
23~26	男	33	35	32										
	女	33	33	32										
27~31	男	31	33	31										
	女	31	32	30										
32~35	男	28	32	30										
	女	28	30	29										
36~40	男	26	30	29	29	29	28	27	27	26	25	25	24	23
	女	26	28	28	28	28	27	26	24	23	22	21	21	20
41~44	男	24	29	28	28	28	27	27	26	25	25	24	23	22
	女	24	27	26	27	26	25	24	23	22	22	21	20	19
45~49	男	22	27	27	28	28	27	26	25	25	24	23	22	22
	女	22	25	25	26	26	25	24	23	22	21	20	19	18
50~53	男	20	26	26	27	27	26	25	25	24	23	23	22	21
	女	20	23	23	25	25	24	23	22	21	20	19	18	18
54~58	男	18	24	25	26	27	26	25	24	23	23	22	21	20
	女	18	22	22	24	24	23	22	21	20	19	19	18	17
59~63	男	16	23	24	25	26	25	24	23	23	22	21	20	20
	女	16	20	20	23	23	22	21	20	19	19	18	17	16
64~68	男		21	23	24	25	24	24	23	22	21	20	20	19
	女		18	19	22	22	21	20	19	19	18	17	16	16
69~72	男		20	22	24	25	24	23	22	21	20	20	19	18
	女		17	17	21	20	20	19	19	18	17	16	16	15
73~77	男		18	21	23	24	23	22	22	21	20	19	18	18
	女		15	16	20	19	19	18	18	17	16	16	15	14
78~81	男			20	22	23	23	22	21	20	19	18	18	17
	女		13	14	19	18	17	17	16	16	15	14	13	
82~85	男			19	21	23	22	21	20	19	19	18	17	16
	女			13	18	17	17	17	16	16	15	14	14	13
86~90	男			18	20	22	21	21	20	19	18	17	16	15
	女			12	17	16	16	16	15	15	14	13	13	12
91~94	男				19	21	21	20	19	18	17	16	16	15
	女				16	15	15	15	14	14	13	13	12	11
95~99	男				18	21	20	19	18	17	17	16	15	14
	女				15	14	14	14	13	13	13	12	11	11
100~104	男				17	20	20	19	18	17	16	15	14	13
	女				14	13	13	13	13	12	12	11	11	10

（Master 原表用磅表示体重）

2）**踏车运动试验**（测力器 ergometer 负荷试验）

如图 2–32 所示，踏固定的自行车脚蹬让其转动，并根据旋转的抵抗和转动次数的变化来加大负荷量。

临床上多实施阶段性（每 3min 一次）加大负荷的方法（**多阶段依次递增负荷法**）。

优点：① 负荷量、工作量可以定量 [用 W（瓦特）表示]。

② 因为上半身不动，所以可以同时进行其他的各种临床检查（测血压、采血）等。

另外，还有仰卧位也可进行测定的仪器，所以在进行心导管、超声心动图等检查的同时也可实施负荷检查。

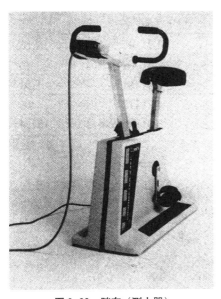

图 2-32　踏车（测力器）

踏车运动试验的方案举例

阶段	运动量	
（各 3~4 min）	kpm/min	W
1	150	25
2	300	50
3	450	75
4	600	100
5	750	125
6	900	150
7	1050	175

3）**平板运动试验**（treadmill 负荷试验）

如图 2–33 所示，为在电动传送带上行走或跑步来加重负荷的方法。因为传送带的角度（坡度）、转动速度（步行速度）可以调节，所以容易控制负荷量。这种方法一般也都采用逐渐增加负荷量的方法（多阶段依次递增负荷法）。

优点：① 负荷量可以定量。

② 与其他方法相比能够得到充分的负荷量。

实施方案有多种，如 Ellestad、Bruce 等方案。现在临床上常使用的是 Bruce 方案。

关键词

踏车运动试验，平板运动试验，多阶段依次递增负荷法

按年龄分类的目标心率

年龄	25	30	35	40	45	50	55	60	65
85%	170	165	160	155	150	145	140	135	130
90%	180	174	168	163	158	153	148	143	137
100%	200	194	188	182	176	171	165	159	153

Bruce 方案（平板运动试验）

阶段（各 3min）	Bruce 方案		Bruce 修订方案	
	速度（mile/h）	坡度（%）	速度（mile/h）	坡度（%）
1	1.7（45）	10	1.7（45）	0
2	2.5（67）	12	1.7（45）	5
3	3.4（91）	14	1.7（45）	10
4	4.2（112）	16	2.5（67）	12
5	5.0（133）	18	3.4（91）	14
6	5.5（147）	20	4.2（112）	16
7	6.0（160）	22	5.0（133）	18

注：括号内为换算成 m/min 的数值

　　按照表上的方案逐渐增加负荷。从第 1 阶段到第 7 阶段分别规定相应的转动速度（mile/h）和坡度，按照每阶段（3min）依次增加负荷量，直至达到目标值的心率。

　　以前为了达到按年龄分类的最大期待值，或者接近最大值（次最大值，85% ～ 90% 等）的心率而逐渐增加负荷。可是，在临床上，规定的心率对有些病例不一定合适，有时也有危险。最近实施**症状临界性**（symptome limited）**负荷**，即增加负荷直到出现认为有危险的征候，或出现呼吸困难、下肢疲劳感等症状，若让其继续运动非常困难或有危险时作为终止的时点（end point）。

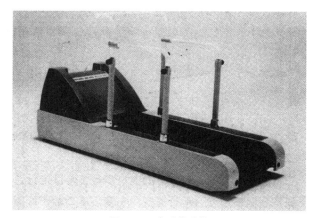

图 2-33　电动传送带

关键词

症状临界性负荷

运动负荷试验禁忌证

① 怀疑心肌梗死和不稳定型心绞痛。

② 安静时心电图已经出现明显的 ST–T 改变。

③ 危险的心律失常。

④ 安静时心电图正常，但有其他明显器质性心脏疾病的证据。

（2）药物负荷试验

给予肾上腺素、异丙肾上腺素等药物，引起血压升高、脉搏加快、心脏收缩力增加等，使心脏负荷增加的方法。

（3）低氧负荷试验

使用自然空气成分且氧气含量降低一半的混合气体（$10\%O_2$ 和 $90\%N_2$），通过鼻导管自然呼吸 15 ~ 20min，使心肌处于低氧状态，观察心电图变化的方法。

（2）、（3）为特殊试验方法，现在几乎不再使用。

（4）心房起搏法

右心房内插入心脏导管，反复通电刺激右心房，使其发生心动过速，观察心绞痛症状和心电图的方法。

2．负荷试验后记录的导联

因为信息越多越好，所以尽可能使用多个导联记录，但是没必要用 12 个导联记录。

因为胸部导联多出现明显的变化，所以从中选择即可。没有规定选择哪个导联，但是选择安静时心电图出现轻度 ST–T 变化的导联，结果阳性率高。

观察左心室从前面到侧面的变化时，选择 V_3 ~ V_6 导联。观察左心室下面到后面的变化时，选择 aVF 导联。观察侧壁变化时，选择 Ⅰ、aVL、V_5、V_6 等导联。若限于某个导联的话，最好是 V_5 或 V_6 导联。

近来最常用的是将标准 12 导联修改后的**改进 12 导联**（Mason–Likar 改进法）。

关键词

药物负荷试验，低氧负荷试验，心房起搏法

改进 12 导联（**Mason-Likar 改进法**）

如图 2–34 所示，胸部导联的电极位置不变，肢体导联的电极置于躯干上。原右手的电极放在右锁骨下窝，原左手的电极放在左锁骨下窝，左下肢的电极放在左肋骨弓下缘，原右下肢的电极放在右肋骨弓下缘。在进行平板运动试验和踏车运动试验时，V_1、V_2 导联的电极位置通常下移一个肋间，这样容易记录运动中的心电图。

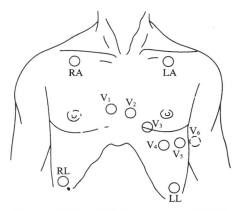

图 2-34　改进 12 导联（**Mason–Likar 改进法**）

负荷试验中，为了安全起见，最好监护心电图。选择易于观察 ST–T 改变的导联进行监护（参照 p.165）。

ST–T 的变化，多数在负荷增加 2 ～ 3min 后变化明显，所以分别在负荷前、负荷后（发生后立即、紧接着）、2 ～ 3min 后、5min 后、7min 后进行记录。另外，没有恢复到负荷前的状态时，不能停止记录，应当记录到恢复原来状态为止。

3．判断标准

比较常用的标准如下：

1）ST 段下降 2mm 以上，与类型无关；

2）ST 段表现为缺血性下降（H 型、S 型）类型时；

3）U 波倒置；

4）ST 段抬高；

5）T 波变为倒置；

6）出现明显的心律失常（多发性期前收缩、室上性心动过速、心房颤动、一过性左束支传导阻滞、房室传导阻滞等）。

4．动态心电图检查

近来，为了记录日常生活与工作中（步行、饮食、排便、打高尔夫球、睡眠等）的心电图，进行了多种方法的尝试。

对于短时间负荷心电图难以诊断的患者，**可使用遥测仪法、Holter 心电图、携带式录音心电图机长时间记录**心电图，观察自然发作时和夜间发作时的心电图变化。

关键词

改进 **12** 导联，判断标准，动态心电图

4·4　心肌梗死

心肌梗死（myocardial infarction）是指冠状动脉阻塞，导致血液循环障碍，引起该动脉灌流区域心肌的局限性坏死。因其发病初期有时可引起多种的危险状态，所以是最重要的心脏疾病之一。

对于心肌梗死的诊断，心电图是最有力的武器，可以说这是唯一的仅用心电图就能诊断病名的心脏疾患。发病后，随着时间的推移，心电图出现特异性变化。医生如果诊治主诉胸部剧烈疼痛的患者，在进行紧急处理的同时，应记录心电图，进一步准备向 CCU 或者具有 CCU 设施的医疗机构转送。

1. 心肌梗死的心电图特征

（1）**发病直后**（发生后立即、紧接着），**超急性期**（hyperacute or superacute phase）T 波尖锐化而高耸直立（hyperacute T wave）。

实际上如果没有病情的剧烈变化，很难记录到此时的心电图。

（2）**ST 段抬高**

发病后数分钟至数小时内出现，数小时至数日内渐渐开始下降。

在 ST 段，R 波的下行支未完全下降，途中向上方凸起（弓背状，弧顶状）移行为 ST 段。

（3）**异常 Q 波**（图 2–35）

心肌坏死发生后，出现异常 Q 波。

异常 Q 波的标准

深度：R 波的 1/4（25%）以上（仅限于 R 波振幅 5mm 以上的情况）。

宽度：0.04s（记录纸 1 个小格）以上，或者 Q 波开始到底部的时间在 0.03s 以上。

异常 Q 波的诊断，不仅要观察宽度和深度的数值，其类型也很重要。如果宽度和深度没有满足异常值的标准，但形状出现钝挫、切迹等，也应高度怀疑梗死。

QS 型在 aVR、V$_1$ 导联上单独出现以外的情况，属于异常。

（4）**T 波的变化**

ST 段抬高，其程度渐渐减轻。不久，ST 段终末部出现倒置 T 波（**终末部 T 波倒置**，terminal T wave inversion）。此特征多出现在发病后的第二天到数日之间。

其后，T 波变成尖锐的左右对称的向下波，被称为**冠状 T 波**（coronary T wave，参照 p.17）。这种变化通常存在数个月，甚至更长时间。

ST 段抬高，**异常 Q 波**，**冠状 T 波**三者是心肌梗死时出现的特征性心电图变化，如图 2–36 所示。

关键词

心肌梗死，超急性期，异常 Q 波

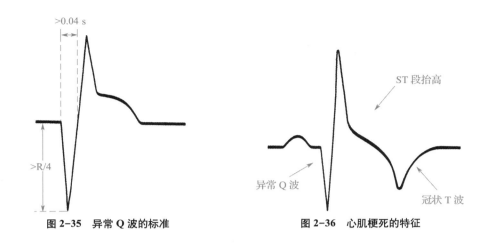

图 2-35　异常 Q 波的标准　　　　　图 2-36　心肌梗死的特征

2. 心肌梗死心电图的经时变化

　　心肌梗死顺利恢复时,心电图的表现也随之变化。抬高的 ST 段逐渐下降,冠状 T 波变浅,异常的 Q 波也变浅。由于梗死的过程、发生部位不同,这些表现也不是一定的。各个特征在各个导联上以各种各样的组合出现,如图 2-37、2-38 所示。

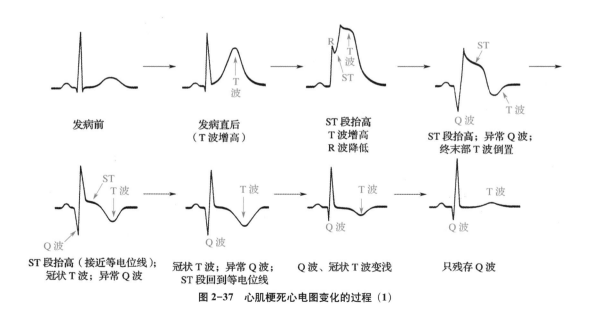

图 2-37　心肌梗死心电图变化的过程（1）

关键词

心肌梗死,冠状 T 波

心肌梗死在出现典型的心电图表现（明显的 ST 段抬高、冠状 T 波、异常 Q 波）时不难诊断。

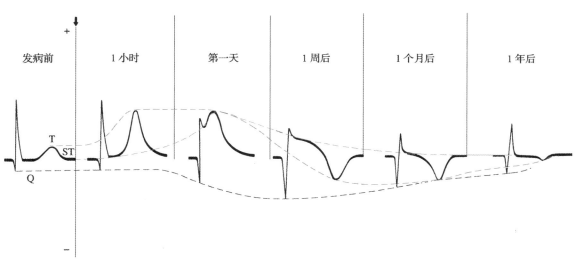

图 2-38 心肌梗死心电图变化的过程（2）

心肌梗死心电图的经时变化

	T 波增高	ST 段抬高	异常 Q 波	冠状 T 波
超急性期（superacute）	+	−	−	
急性期（fresh）	+	+	±	−
亚急性期（recent）	−	+	+	+
陈旧期（old）	−	−	+	±

3．心肌梗死的部位诊断

发病后，在较早期均可出现 ST 段抬高、异常 Q 波、冠状 T 波等特征性心电图的变化，观察出现变化的导联即可作出判断。若变化不典型，或发病已久，便难以诊断梗死部位了。

在**心肌梗死的心电图变化**中，存留最久的是**异常 Q 波**。心肌梗死的部位诊断如下表所示，一般根据异常 Q 波出现的导联进行判断。

心肌梗死的部位诊断（与心电图、心肌部位、冠状动脉部位有关）

梗死部位	导联											
	I	II	III	V_1	V_2	V_3	V_4	V_5	V_6	V_7	aVL	aVF
前壁 ①												
广泛前壁	+	−	−	(+)	+	+	+	+	+	−	+	−
前间壁（前壁中隔）	−	−	−	+	+	+	(+)	−	−	−	−	−
后壁 ②、③												
广泛后壁	−	+	+	−	−	−	−	(+)	+		−	+
纯后壁（高后壁）	−	−	(+)	(−)	(−)	−	−	−	−	(+)	−	(+)
下壁	−	+	+									+
侧壁 ②												
广泛侧壁	+	(+)	(+)	−	−	−	−	+	+	(+)	+	(+)
高侧壁	+							(+)	−		+	−
混合壁												
后壁侧壁	+	(+)	+	−	−	−		(+)	+	+	+	+
前壁后壁	(+)	+	+	−	+	+	+	(+)	(+)	+	(+)	+

注：＋：出现异常 Q 波、ST 段抬高、冠状 T 波的导联

（−）：有时只出现镜中像的变化（波形上下颠倒，从对侧看可以发现异常）。

①左前降支的病变；②左回旋支的病变；③右冠状动脉的病变

备注

室壁瘤（ventricular aneurysm）

心肌出现大范围高度坏死时，坏死后的心肌拉长隆起，这种状态称为室壁瘤。

心肌梗死后经过数月甚至数年，仍有 ST 段抬高时，应怀疑室壁瘤。

关键词

心肌梗死的部位诊断，异常 Q 波，室壁瘤

图 2–39　家庭主妇，54 岁。阅读说明的同时，请仔细观察心电图的变化。

该心电图最突出的变化在肢体导联上。Ⅱ、Ⅲ、aVF 导联出现向上凸起的 ST 段抬高，抬高的 ST 段终末部分过渡为倒置 T 波（terminal T wave in version，参照 p.80），相同导联上出现异常 Q 波（增宽、加深，参照 p.79）。

Ⅰ、aVL 导联的 ST 段下降，连同 T 波的形状，因 Ⅰ 和 Ⅲ 导联、aVL 和 aVF 导联处于反方向，所以出现**镜中像**（mirror image）。这些变化即是**对应性改变**（reciprocal change）。

如上所述，Ⅱ、Ⅲ、aVF 导联出现典型的梗死类型，通过心电图可以诊断为下壁梗死 [（inferior infarction），或**隔膜梗死**（diaphragmatic infarction）]。

〔病例〕

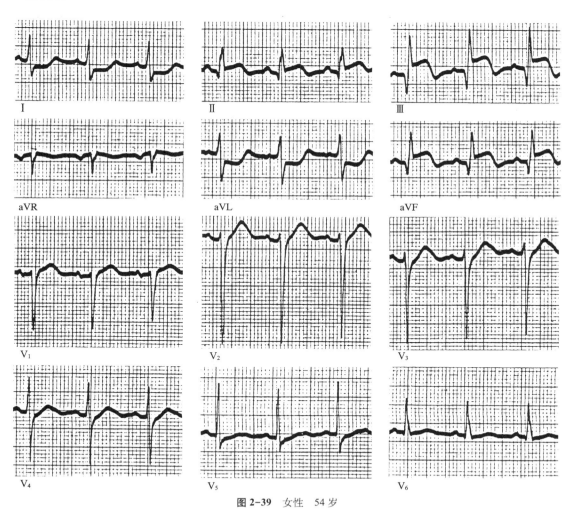

图 2-39　女性　54 岁

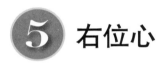 右位心

一般情况下心脏位于胸廓的左侧，当心脏位于右侧时，泛称为**右位心**（dextrocardia）。

右位心的分类

（1）**第Ⅰ型右位心（真正右位心）**

伴有全部内脏错位的右位心（dextrocardia in situs inversus totalis）：心脏位于右侧，左心和右心的位置关系相反，全部脏器的位置也与正常位置相反。这种类型发生频率最高，且常合并其他先天性畸形。

（2）**第Ⅱ型右位心（真正右位心）**

不伴有全部内脏错位的右位心（isolated dextrocardia）：心脏位于右侧，左心和右心的位置关系相反，但是不伴有其他脏器的错位。这种类型发生频率低，但大多伴有其他先天性心脏畸形（单心室、大血管错位、肺动脉瓣狭窄、心室或心房间隔缺损等），临床上非常重要。

（3）**第Ⅲ型右位心（假性右位心）**

又叫**右旋心**（dextroversio cordis）。心脏位于右侧，但左心和右心的位置关系是正常的。这种类型很少伴有内脏错位，但多数病例合并重度心脏畸形，特别是合并发绀型畸形。

（4）**心脏右移**

因后天因素而致心脏移位于右侧。例如，胸膜粘连、肿瘤、纵隔异常等其他后天原因引起的心脏二次性偏于右侧。

心电图

（1）**第Ⅰ型和第Ⅱ型的右位心**

① 在 Ⅰ 导联，P 波、QRS 波群、T 波均反向，P 波、T 波倒置，QRS 波群向下。

② 在 Ⅱ 和Ⅲ导联、aVR 和 aVL 导联、V_1 和 V_2 导联，波形分别为各自正常波形的交换。

③ 在通常部位放置电极板记录胸部导联时，朝向左侧时（V_1 至 V_6 导联），QRS 波群波幅逐渐减小。

④ V_3R、V_4R、V_5R、V_6R 导联与通常的胸部导联相反，朝向右侧时，分别出现与正常人左侧记录 $V_3 \sim V_6$ 导联相同的图形。

⑤ 伴有先天性心脏畸形的患者，根据疾病状态的不同，心电图有各种各样的表现。

关键词

右位心

（2）第Ⅲ型右位心（右旋心、假性右位心）

① 在Ⅰ导联，P波、QRS波群、T波不逆转（因为左心室比右心室处于前面的位置）。

② 在Ⅰ导联上有时出现倒置T波，以及在Ⅱ、Ⅲ导联上有时出现深Q波（因为心电轴处于扭转状态）。

③ 伴有明显右心房扩大时，Ⅰ导联的P波呈双向或负向。

④ 在胸导联朝向 V_3 ~ V_6 导联时出现低电位，呈qR或qr型。

⑤ 过渡区在 V_3R ~ V_4R 导联（右胸侧）。

⑥ 在 V_5R 导联和 V_6R 导联上QRS波群呈rS型。

（3）心脏右移

① 没有明显特征（因为心脏只是向右平行移动）。

② 伴有轻度心电轴扭转时，有时出现Q波和S波。

③ 有时T波平坦化或倒置。

右位心的诊断要点

（1）Ⅰ型、Ⅱ型

在Ⅰ导联，P波、QRS波群、T波逆转，且aVR和aVL导联的波形与正常相反。合并全内脏错位时为Ⅰ型，不合并时为Ⅱ型。

（2）Ⅲ型

若在Ⅰ导联上，P波、QRS波群、T波没有逆转时，是Ⅲ型和心脏右移的哪一个呢？如果右位心原因是先天性的，即为Ⅲ型；如果原因是后天性的，即为心脏右移。

关键词

右旋心，心脏右移

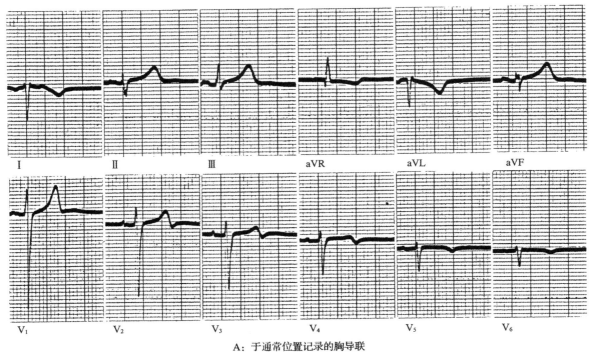

A：于通常位置记录的胸导联

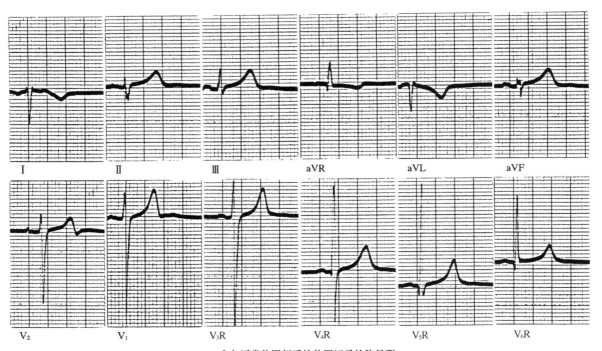

B：在与通常位置相反的位置记录的胸导联

图 2-40　右位心　男　23 岁

第3单元

心律失常的解读方法

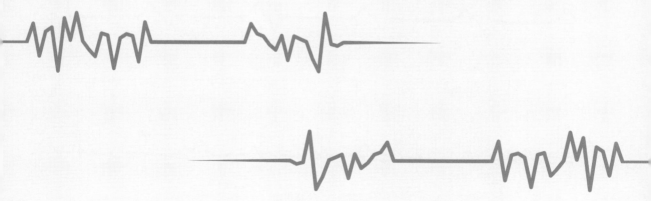

通过脉搏触诊和心脏听诊，大体可以判断脉搏是否规则。但心律异常（心律失常）只有通过心电图才能得到确诊。

图 3–1 所示，有多种心律失常，既有心动过速，又有心动过缓。如果仅进行脉搏触诊而不记录心电图，图 3–1 的 C、D 仅可以判断为律齐，而不知道是何种类型的心律失常。C 从广义上可以包括在心律失常内，但实际上是室内激动传导异常。D 仅靠触诊可知脉搏非常缓慢，可判断为心律整齐，但实际病例 D 是重度心肌损害所致的完全性房室传导阻滞，有可能发生意识丧失。该病例后来发生阿 – 斯综合征（Adams–Stokes syndrome），安装了人工心脏起搏器。

一般临床医生认为心律失常的心电图诊断非常难，但是如果搞清楚了诊断的必要事项，掌握了解读方法的要点，心律失常的心电图诊断是并不困难的。

心律失常的种类虽然很多，但是常见的类型是有限的。即使看上去很复杂的心律失常，大部分也是典型类型的组合。重要的是对心律失常类型的熟读。

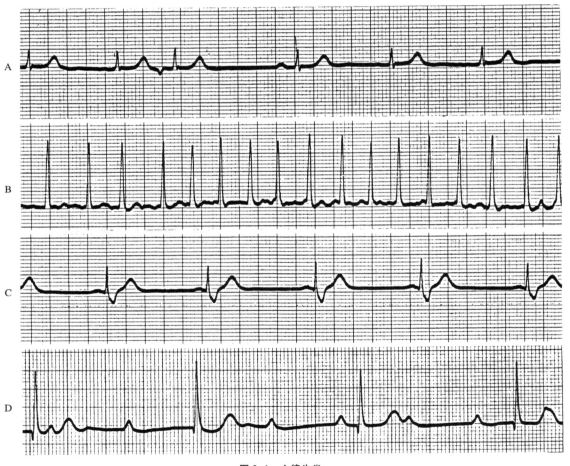

图 3–1　心律失常

关键词

心电图，心肌活动电位，心电图机

心律失常的种类

心律失常的类型很多，因而有多种的分类方法。

1．按发病机制分类

最常用的方法是根据发病机制和发生部位进行分类。也就是说，心律失常分为激动发生方面的异常（**激动发生异常**）和激动传导方面的异常（**激动传导障碍**）。

激动发生异常又分为正常起搏点窦房结产生的激动发生异常变化（**正位性激动发生异常**）和窦房结以外的部位产生激动（**异位节律，异位性激动起源异常**）。

按发病机制分类

（1）**激动发生异常**
　1）窦性激动发生异常
　　①窦性心动过缓　②窦性心动过速　③窦性心律失常 ┤规则型
　　　　　　　　　　　　　　　　　　　　　　　　　　　　└不规则型
　　④窦性停搏　　　⑤病态窦房结综合征
　2）异位节律
　　①主动性　a.偶发性——期前收缩
　　　　　　　b.持续性——阵发性心动过速，心房颤动、扑动，心室颤动、扑动
　　②被动性　a.偶发性——逸搏（补充收缩）
　　　　　　　b.持续性——逸搏心律（补充节律）
（2）**激动传导障碍**
　1）窦房传导阻滞
　2）房室传导阻滞
　3）室内阻滞
（3）**其他**：预激综合征（WPW 综合征等）

2．按发生部位分类

（1）**窦房结发生的心律失常**
这些都冠以"**窦性**"，如窦性心动过速、窦性心动过缓、窦性心律不齐、窦性停搏等。
（2）**心房发生的心律失常**
这些都冠以"**房性**"，如房性期前收缩、阵发性房性心动过速、心房颤动、心房扑动等。
（3）**房室交界区发生的心律失常**
这些都冠以"**交界性**"，如交界性期前收缩、交界性心律、交界性心动过速等。房室交界区异常也是房室传导障碍的原因之一。

（4）心室发生的心律失常

这些都冠以"**室性**"，如室性期前收缩、室性心动过速、室性心律、心室颤动、心室扑动等。

3．按心率分类

根据心率的快（**过速**）慢（**过缓**）分类。如果没有心率异常，则进行另外分类。这种分类方法容易理解，实用性强，为临床所常用。

按心率分类

（1）快速性心律失常

　　窦性心动过速

　　阵发性室上性心动过速、伴有传导阻滞的房性心动过速、心房颤动、心房扑动

　　期前收缩（或期外收缩）

　　伴有 WPW 综合征的心动过速

　　室性心动过速、心室颤动、心室扑动

（2）缓慢性心律失常

　　窦性心动过缓

　　交界性心律

　　窦性停搏、窦房阻滞

　　房室传导阻滞（二度、三度）

　　心室固有节律

　　房室脱节

（3）不一定伴有心搏异常的心律失常

　　WPW 综合征（无心动过速时）

　　束支传导阻滞

　　一度房室传导阻滞（PR 间期延长）

关键词

快速性心律失常，缓慢性心律失常

4．临床分类

从临床处理角度进行分类较为实用方便，为实际临床所常用。

临床分类

（1）于健康无碍，不需要处理的类型（minor arrhythmia）
　　窦性心动过速、窦性心动过缓、窦性心律不齐
　　窦房阻滞（心率在正常范围内）
　　偶发性期前收缩
　　一度及二度莫氏Ⅰ型房室传导阻滞
　　WPW 综合征（无心动过速时）
　　束支传导阻滞
（2）于健康有妨害，需要治疗的类型（major arrhythmia）
　　心房颤动、心房扑动（心动过速型）
　　室上性心动过速、伴有传导阻滞的房性心动过速
　　频发性期前收缩
　　特殊类型的室性期前收缩 [R on T，短阵型（short run），多源性]
　　伴有心动过速的 WPW 综合征
　　二度莫氏Ⅱ型房室传导阻滞
　　三度房室传导阻滞
　　重度心动过缓
（3）致死性心律失常（life threatening arrhythmia）
　　室性心动过速、心室颤动、心室扑动
　　三度房室传导阻滞（下位自律性低下）

为便于参考，表中列举了听诊能够明确和不能够明确的心律失常。

听诊能够明确的心律失常	听诊不能够明确，通过心电图发现的心律失常
1．呼吸性心律失常 2．窦性心动过速、窦性心动过缓 3．期前收缩 4．阵发性心动过速 5．二度房室传导阻滞 6．完全性房室传导阻滞 7．心房颤动	1．一度房室传导阻滞 2．WPW 综合征 3．束支传导阻滞 4．心房内游走节律 5．异位心房节律 6．遗传性长 QT 综合征

心律失常的诊断要点

1．各心搏的间隔

RR 间期和 PP 间期是否有规则、是否等长。

（1）律齐

（2）不齐

1）大致律齐，但是有无一过性缩短或延长。

2）有无特殊的规律性，或是完全不齐。

2．P 波

（1）**有 P 波的情况**

有 P 波即表示有心房兴奋。

1）P 波的形状：P 波形状没有异常，表示窦房结产生的激动经传导形成了心房的兴奋。窦房结为起搏点的心脏节律叫做**窦性心律**（sinus rhythm）。如果 P 波形状出现异常，表明起搏点不是窦房结，而是心房或下位的房室交界区，其产生的激动传导至心房 [**异位心律**（ ectopic rhythm）]。

2）P 波和 QRS 波群是否呈 1∶1 对应关系？ P 波后是否有 QRS 波群？或是否有没有 P 波的 QRS 波群？

3）**PQ 间期**（**PR 间期**）

① 恒定吗？有缩短或延长吗？

② 如果是恒定的，是否在正常范围内？比正常缩短还是延长了？

（2）**没有 P 波的情况**

等电位线平坦吗？等电位线有无摇动？

3．QRS 波群

如果没有 QRS 波群，意味着心室兴奋脱落。

（1）**形状**

形状相同吗？是否夹杂有异常的形状？

（2）**宽度**

宽度是正常（0.08s 以下）还是增宽（0.12s 以上）了？

关键词

心律失常，窦性心律，异位心律

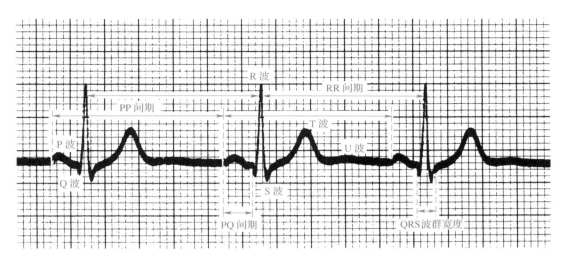

图 3-2 心律失常的诊断要点

关键词

心律失常

正常窦性心律的诊断依据

（1）**RR 间期**：恒定，整齐。

（2）**P 波**：形状和宽度均正常。

（3）**PR 间期**：正常（0.12 ～ 0.20s），恒定。

（4）**QRS 波群**：形状和宽度均正常。

（5）没有扰乱整体节律的**异常波形**。

（6）**心率**：60 ～ 100 次 / 分。

如图 3-3，满足上述 6 项条件，诊断为**正常窦性心律**（normal sinus rhythm，NSR）。

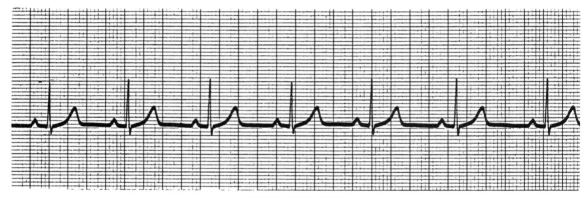

图 3-3　男性　30 岁

关键词

正常窦性心律，**normal sinus rhythm**

第3单元

第一节
快速性心律失常
tachyarrythmia

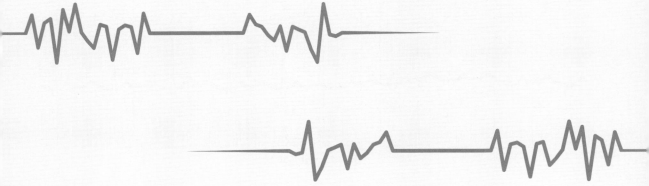

窦性心动过速

窦性心动过速（sinus tachycardia，ST）是指在窦性心律的基础上心率增快者。心电图的波形表现为快速频率（间隔缩短），如图 3–4 所示。

诊断标准

① **节律**：整齐

② **心率**：100 ～ 160 次 / 分

③ **P 波**：一般正常

④ **PR（PQ）间期**：正常（有缩短倾向）

⑤ **QRS 波群**：出现在 P 波之后，与 P 波呈 1∶1 对应关系

鉴别诊断

① 阵发性室上性心动过速：心率快（160 次 / 分以上）
　　　　　　　　　　　　　　　P 波的形状、振幅与窦性心律不同

② 心房颤动（快速型）：P 波缺失
　　　　　　　　　　心搏间隔绝对不规则
　　　　　　　　　　f 波存在

③ 室性心动过速：QRS 波群变形，增宽（≥ 0.12s）
　　　　　　　　P 波以窦性心律的节律出现（与 QRS 波群节律无关）

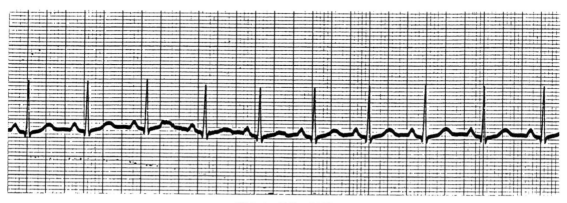

图 3–4　男性　36 岁

关键词

窦性心动过速，sinus tachycardia

临床意义

〔原因〕

疼痛、精神不安与兴奋、交感神经紧张、运动等，健康人摄入咖啡、茶、酒精过多时也可能出现。

作为症候，可见于心力衰竭、心肌炎、休克、肺部疾病、甲状腺功能亢进症、失血、发热、感染、药物（儿茶酚胺、阿托品、异丙肾上腺素、氨茶碱等）大量使用等。

心率不是极快时，几乎没有自觉症状。

〔治疗〕

一般情况下，观察随访。去除原因和诱因，治疗基础疾病。

② 阵发性心动过速

由窦房结以外的部位发生的刺激（**异位刺激**）引起的高度心动过速，其特征为突然发作，持续一段时间后又突然消失。

阵发性心动过速（paroxysmal tachycardia）按异位刺激发生部位的不同分为**室上性心动过速（房性，交界性）和室性心动过速**。

心动过速可表现出多种形式，有的持续一段时间（数分钟至数小时），有的连续发生 3 ～ 10 个期前收缩而停止 [**短阵型**（short run）]，有的则表现为反复短时间发作而中间夹杂着窦性心律（repetitive 型），还有心房和心室分别受到不同的刺激而同时发生心动过速 [**二源性心动过速**（double tachycardia）] 及方向相反的 QRS 波群交替出现 [**双向性室性心动过速**（bidirectional ventricular tachycardia）] 等类型。

由于阵发性心动过速心率快，患者会有心悸、胸部压迫感、胸痛等自觉症状。如果长时间持续发作，有时会发生心力衰竭。室上性心动过速的预后良好，有时也可见于健康人，但室性心动过速则是高度危险的心律失常之一。

1．阵发性室上性心动过速

从心房到房室交界区，其中的任何部位受到刺激而突然发生的心动过速，分别被称为**房性心动过速** [**阵发性房性心动过速**（paroxysmal atrial tachycardia，PAT）] 和**交界性心动过速**（paroxysmal A–V junctional tachycardia）。但在大多数情况下无法将两者区别开来，因而临床上常称之为**室上性心动过速**（supraventricular tachycardia，PSVT）。除外 WPW 综合征，多数病例在安静时显示为正常心电图。

发生的**原因**基本上是折返（reentry）。

诊断标准

① **节律**：整齐，固定

② **心率**：160 ～ 250 次 / 分（小儿可达到 300 次 / 分）。

③ **P 波**：与窦性心律时的 P 波形状不同。心率快时，P 波会与 QRS 波群、T 波重叠，一般难以判定（只有能够识别 P 波时，才有可能区分房性和交界性）。

④ **PR 间期**：0.12 ～ 0.20s。随心率而相对变化，匀齐。心率快时难以测定。

⑤ **QRS 波群**：正常。心率快时兴奋传导非常快，从房室结向下部的传导发生异常（**室内差异传导**），有时会出现 QRS 波群增宽、变形，此时难以与室性心动过速相鉴别。

关键词

阵发性心动过速，阵发性房性心动过速，**paroxysmal atrial tachycardia**，**PTA**；交界性心动过速，室上性心动过速

⑥ **ST–T**：基本与窦性心律时形状相同。心率过快或长时间持续发作时，引起心肌缺血，可以见到 ST 段下降、T 波倒置。

鉴别诊断

① 室性心动过速：P 波以窦性心律的节律出现，与 QRS 波群无关系

　　　　　　　　QRS 波群增宽（≥ 0.12s）、变形

② 窦性心动过速：非阵发性

　　　　　　　　P 波正常

　　　　　　　　心率在 160 次 / 分以下

③ 快速型房颤：P 波缺失

　　　　　　　节律绝对不齐

　　　　　　　f 波存在

④ 快速型房扑：P 波缺失

　　　　　　　F 波存在（特别是 2∶1 传导）

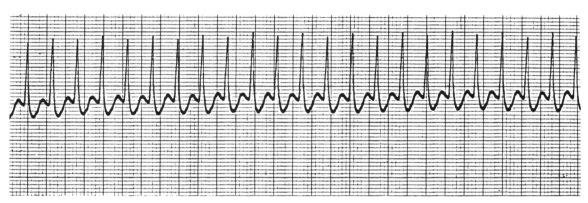

图 3-5　女性　38 岁

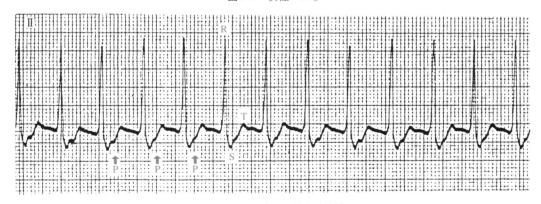

图 3-6　阵发性交界性心动过速

紧接 S 波后可见向下 P 波

关键词

阵发性交界性心动过速

┌ 临床意义 ┐

〔原因〕

虽然有时原因不明，但基础心脏疾病多为阵发性室上性心动过速发生的原因，特别是 WPW 综合征。使用抗心律失常药物（洋地黄类药物等）和交感神经紧张与功能亢进时也可发生。

心率非常快时，有可能发生心搏出量下降，引起心肌缺血和脑缺血等。

〔治疗〕

确认原因，进行治疗。

可在心电监测下，进行刺激迷走神经的操作（按压颈动脉窦、压迫眼球等）。

药物治疗可给予维拉帕米、普鲁卡因胺、丙吡胺、β 受体阻滞剂、洋地黄类药物、ATP 等。

如果发生心搏出量显著下降的紧急情况，应进行同步直流电除颤治疗。

2．室性心动过速

室性心动过速（ventricular tachycardia，**VT**）是由心室突然发生连续刺激而形成的心动过速，如图 3–7 所示。

多数情况下，短联律间期的室性早搏为诱发室性心动过速的契机，通过动态心电图等检查手段发现，即使是健康人也会发生室性心动过速（约 10%）。

与室上性心动过速一样，室性心动过速也会影响到血流动态，但室性心动过速的危险性远比室上性心动过速高。室性心动过速会导致血压降低，发生胸痛，特别是容易转变为心室颤动，易发生致命性危险。如果室性心动过速诊断确立，需要**紧急处理**。

┌ 诊断标准 ┐

① **节律**：较为整齐，或稍微不齐。

② **心率**：一般为 140 ～ 180 次 / 分，100 次 / 分以下者也称为**心室节律**（ventricular rhythm）或**心室自主心律**（idioventricular rhythm）。

③ **P 波**：以窦性心律的节律出现，独立于 QRS 波群节律。与 QRS 波群重叠时判断困难。

④ **PR 间期**：无法判定。

⑤ **QRS 波群**：与室性期前收缩相同，为连续增宽（≥ 0.12s）、变形的 QRS 波群。

⑥ **ST–T**：多数难以清楚地识别，与 QRS 波群的主波方向相反，显示出与室性期前收缩相同的形状。

┌ 关键词 ┐

室性心动过速，**VT**；心室自主心律

鉴别诊断

　　① 伴室内差异性传导的室上性心动过速：P 波存在，无房室脱节。

　　② 伴束支传导阻滞的室上性心动过速：P 波存在，无房室脱节。

临床意义

〔原因〕

　　室性心动过速在重症心脏疾病，特别是急性心肌梗死的早期经常发生。其他可见于重症心肌炎、重症心衰、二尖瓣脱垂综合征、心脏疾病终末期、酸中毒、低钾血症、休克、洋地黄中毒等。

　　室性心动过速在器质性心脏病以外也有阵发性发作，但很罕见。但是如果有室性心动过速发生，即使看上去没有明显的症状，也有必要仔细诊察有无心肌炎和心肌病。

〔治疗〕

　　常用药物有胺碘酮、利多卡因等，其他如美西律、丙吡胺、普鲁卡因胺等也可使用。

　　有些病例，由于心输出量下降，血压、呼吸、意识等生命指征水平恶化，电复律治疗应当是第一选择，必要时要采取心脏按压、心电起搏等方法治疗。

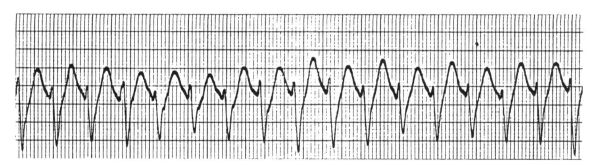

图 3-7　男性　66 岁

快速 QRS 波群，增宽、变形。P 波不明显。

期前收缩（期外收缩、早搏）

期前收缩是日常临床工作中遇到最多的心律失常。心慌、气短的症状，大部分是由**期前收缩**（premature systole）引起的。

期前收缩正如其名，比下一个应当发生的正常收缩提前，自**异位性中枢**（窦房结以下的激动传导系统，即心房、房室交界区、心室）发生刺激，也出现 P 波和 QRS 波群。具有偏离正常时期收缩的意思，过去也叫做**期外收缩**（extrasystole）。如图 3-8 所示，正常情况下应该在虚线部分出现下一个正常收缩，但在比正常收缩早的时期出现了异常收缩。

观察图 3-8，RR 间期大体规则，在 PC 处 RR 间期突然缩短，随后反而比正常 RR 间期延长，这就是期前收缩。

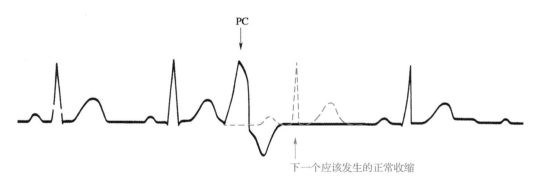

图 3-8　期前收缩

关键词

期前收缩，premature systole，期外收缩，extrasystole

1．期前收缩的分类

（1）**按发生部位分类**

　　1）**室上性期前收缩**（premature supraventricular contraction，PSVC）

　　① **房性期前收缩**（premature atrial contraction，PAC）

　　② **房室交界性期前收缩**（premature A–V junctional contraction）

　　2）**室性期前收缩**（premature ventricular contraction，PVC）

（2）**按发生部位的数目分类**（图 3–9）

　　1）**单源性**（monofocal）：发生部位只有一处。

　　2）**多源性**（multifocal）：发生部位有两处以上，可以看到不同类型的期前收缩。

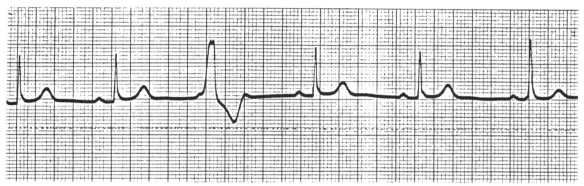

单源性

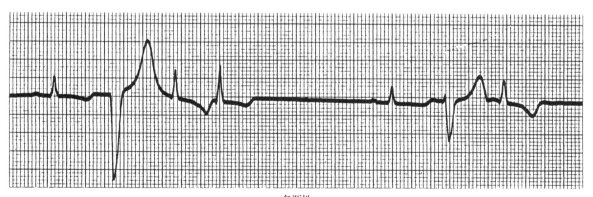

多源性

图 3–9　期前收缩

关键词

期前收缩的分类

（**3**）**按发生状况分类**（图 3–10）

　　1）**偶发性**（occasional）：发生频率少（1 ～ 2 次 / 分的程度）。

　　2）**多发性**（multiple，频发性 frequent）：发生频率高（5 次 / 分以上）。

　　3）**二联律**（bigeminy）：正常收缩和期前收缩交替出现。

　　4）**三联律**（trigeminy）：正常收缩 2 次，期前收缩 1 次。

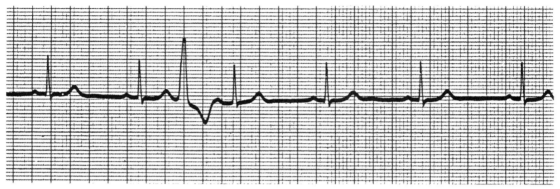

偶发性

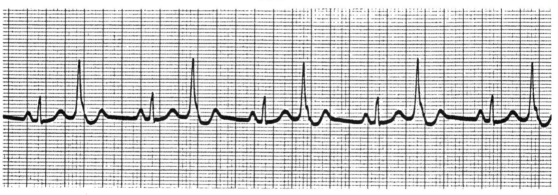

二联律

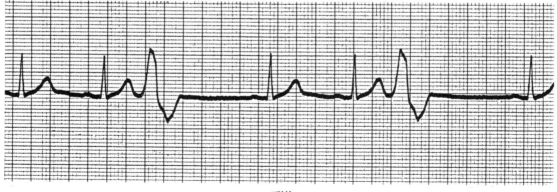

三联律

图 3–10　期前收缩

2．期前收缩诊断的几个重要概念

1）**联律间期**（coupling time，图 3–11）：期前收缩与在其之前的正常收缩之间的间隔。若这个间隔固定称为**固定联律间期**，若不固定称为**移动联律间期**。

2）**休止期**（pause）：从期前收缩到下一个正常收缩的时间。

3）**代偿性间歇**（compensatory）：联律间期和休止期之和，即期前收缩前后两个正常心搏的 QRS 波群之间的间隔，是正常心动周期的 2 倍。

代偿性间歇是室性期前收缩常见的特征。

4）**非代偿性间歇**（non-compensatory）：联律间期和休止期之和小于正常收缩间隔 2 倍。室上性期前收缩多数表现为非代偿性间歇。

5）**插入性**（interpolated）：期前收缩在正常收缩后很快发生，没有休止期，对下一个正常收缩不产生任何妨碍。也就是说，2 个正常收缩之间，插入了一个期前收缩。

以上 1）～ 5）是为了区别期前收缩的种类，应当事先了解的几个概念（图 3–12）。一般情况下，期前收缩发生在同一部位时，联律间期是固定的。

联律间期不固定的情况，判断是否为多源性，应考虑并行心律。

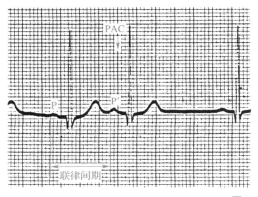 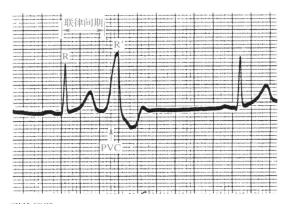

图 3–11 联律间期

关键词

联律间期，休止期，代偿性间歇，非代偿性间歇，插入性

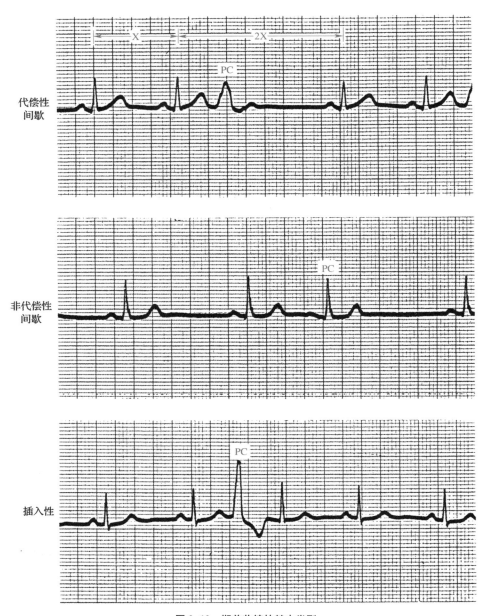

图 3-12 期前收缩的基本类型

3·1 室上性期前收缩

　　自希氏束分为左右束支部位的上方产生刺激，是比预计的下一次正常收缩时期提前出现的扰乱基本节律的异常波形。

1. 房性期前收缩（premature atrial contraction, PAC）

　　心房某部位的兴奋性异常增高，比窦房结引起的激动提前引起心房收缩，如图 3–13。其特征表现为由于异常的心房收缩，导致波形、宽度均与正常 P 波不同的异常 P 波提前出现。

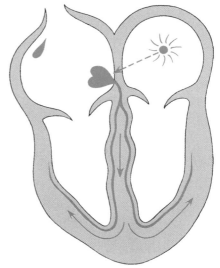

图 3-13　房性期前收缩

诊断标准

① **节律**：不齐。基本节律的规律性被 PAC 打乱。

② **P 波**：出现比基本节律（一般指窦性心率）P 波提前的异常 P 波。PAC 的 P 波形状与窦性心律的 P 波不同（联律间期非常短时，P 波的一部分或全部与前面的 T 波重叠），如图 3–14 所示。

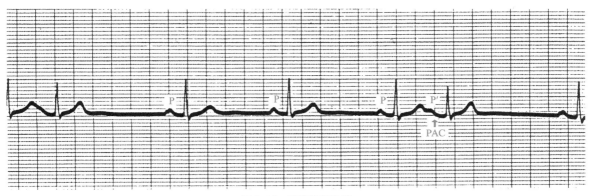

图 3-14　房性期前收缩

P 波：窦性 P 波；P′ 波：房性期前收缩引起的 P 波

关键词

室上性期前收缩，房性期前收缩

③ **PR 间期**：多数比正常间期长，但有时也会相等或缩短。

④ **QRS 波群**：一般与窦性心律相同。

鉴别诊断

① 窦性心律失常：P 波的形状是统一的。

② 室性期前收缩：P 波不提前出现。

QRS 波群提前出现（增宽，变形）。

临床意义

〔原因〕

即使健康人也可出现。

有时在精神紧张、不安、疲劳、睡眠不足、过度吸烟、过度饮用咖啡、茶和含有酒精的饮品等时候发生。

多数情况下，房性期前收缩是其他房性心律失常（房性心动过速、心房颤动、心房扑动等）的先兆。有必要进一步检查原因。

〔治疗〕

除下列情况之外，偶发性的不需要治疗。

① 有心脏疾病（冠状动脉疾病、心肌病、心肌炎、心力衰竭、心包疾病、高血压等）。

② 出现自觉症状。

③ 发作频繁。

2．房室交界性期前收缩

房室交界区的兴奋异常增高时，其兴奋逆向（逆行传导性）向心房传导。然后和正常传导一样，通过激动传导系统，由室间隔内向心室传导（图 3–15）。

以前称之为**房室结性**（或简称为结性）**期前收缩**，最近在临床上广泛使用**房室交界性期前收缩**这个术语。

诊断标准

① **节律**：不整，基本节律被期前收缩打乱。

② **P 波**：出现比窦性 P 波提前的逆行传导性 P′ 波（倒置 P 波）。因为兴奋逆行于心房内，所以在 Ⅱ、Ⅲ、aVF 导联出现逆行 P′ 波（图 3–16）。

a **出现在 QRS 波群之前**：为心房－房室节区出现异位刺激所引起。PR 间期 < 0.12s。

b **无逆行 P′ 波的情况**：一般认为 P 波重叠于 QRS 波群内。

c **出现在 QRS 波群之后**：RP 间期 < 0.20s。

关键词

交界性期前收缩

传统的认识一般解释为 a. **上部**（upper），b. **中部** (middle)，c. **下部** (lower)－**房室结性期前收缩**（A–V nodal premature contraction）。最近也有根据房室交界区的期前兴奋向心房方向和心室方向传导的时间长短来分类。

③ **PR 间期**：逆向 P′ 波提前出现时，稍微缩短。

④ **QRS 波群**：几乎和正常 QRS 波群相同，或者形状稍有变化（QRS 波群宽度 ≤ 0.1s）。

有时很难清楚地区别房性期前收缩和交界性期前收缩。这样的病例诊断为**室上性期前收缩**无可非议。

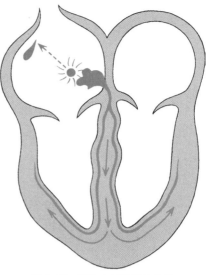

图 3-15 房室交界性期前收缩

鉴别诊断

① 窦性心律失常：P 波向上、波形相同。

② 室性期前收缩：无提前出现的 P 波。

提前出现增宽、变形的 QRS 波群。

临床意义

与房性期前收缩相同。

与 PVC 相比，属病态者较多，见于各种心脏疾病（心肌梗死等缺血性心脏病、心肌病、心肌炎、心包疾病、心力衰竭、心源性休克、心脏瓣膜病、高血压等）。

也可见于健康人，但一般无临床意义。例如，紧张、吸烟、过度饮用含酒精饮品和含咖啡因的饮料（咖啡、红茶）、有疲劳及睡眠不足等诱因存在时。

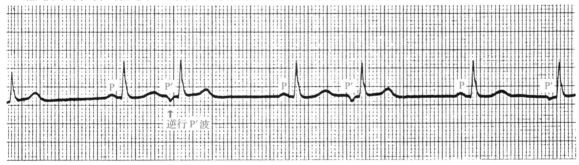

图 3-16 男性 62 岁

关键词

房室结性期前收缩

3．室上性期前收缩的一般特征

① **联律间期**：基本上是固定的。

② **多为非代偿性间歇**（有时为**代偿性间歇**、**插入性**）。

由于前行正常收缩和期前收缩之间的间隔较短，以及根据房室交界区不应期的程度，有时出现不向心房传导（**阻滞的 PAC**，blocked PAC）和 PR 间期延长的情况。

房性期前收缩兴奋传导至心室时，如果联律间期短，心室兴奋还没有完全恢复（相对不应期），那么心室兴奋的过程多少与正常不同，QRS 波群变宽，显示出不同于正常的形状。QRS 波群形状改变的程度不一，从轻微波形改变，到明显异常变化，甚至看上去很难与室性期前收缩区别开来。多数情况下，表现为右束支传导阻滞型。这种变化称为**室内差异传导**（aberrant ventricular conduction，intraventricular aberration）。

PAC 频发时，有可能转为心房颤动、心房扑动，临床上要加以注意。

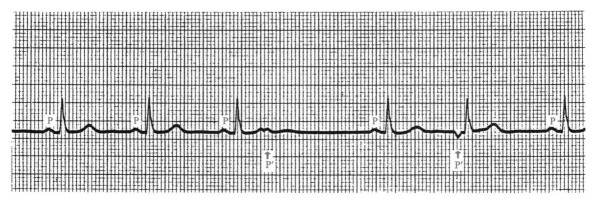

图 3-17　阻滞的 PSVC

关键词

室上性期前收缩，室内差异传导

3·2 室性期前收缩

　　心室的一部分兴奋性增高，其兴奋产生的激动扩散到整个心室，比正常窦性心律预计出现的下一个兴奋时期提前引起收缩。异常激动产生的部位，在希氏束以下（图 3-18）。

　　室性期前收缩（premature ventricular contraction, PVC）是最常见的一种心律失常。

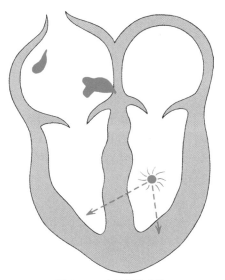

图 3-18　室性期前收缩

诊断标准

① **节律**：不整。基本心律的规律性被 PVC 打乱。

② **P 波**：在 QRS 波群前，通常没有 P 波。P 波以窦性心律的周期出现，与 PVC 无关。有时 PVC 逆向传导，P 波出现在 PVC 之后，Ⅱ、Ⅲ、aVF 导联会出现向下 P 波。

③ **PR 间期**：因无伴随先行 P 波出现，故无法测量。

④ **QRS 波群**：增宽（0.12s 以上）、变形的 QRS 波群在预计出现的下一个 QRS 波群之前提前出现。

⑤ **ST-T 改变**：与 PVC 的 QRS 波群方向相反。

⑥ **固定联律间期**：当并行心律存在时为移动联律间期。

⑦ **休止期**：长（代偿性），有时为插入性。

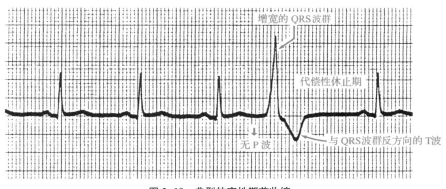

图 3-19　典型的室性期前收缩

关键词

室性期前收缩

鉴别诊断

① 伴室内差异传导的室上性期前收缩：提前出现 P 波。呈移动联律间期。

② 房室交界性期前收缩：逆行 P′ 波，正常 QRS 波群。

③ 阵发性 WPW 综合征：P 波先行，PR 间期缩短，预激波。

临床意义

〔原因〕

① 健康人：儿童少见，多倾向于一过性、单源性、散发性。

② 器质性疾病：见于缺血性心脏疾病（特别需要注意的是心肌梗死）、心肌炎、特发性心肌病、高血压性心脏病、后天性瓣膜病、心力衰竭、心源性休克等。

③ 内分泌疾病：见于代谢性疾病、甲状腺功能亢进症等。

④ 神经性因素。

⑤ 药物（特别是洋地黄类、儿茶酚胺）。

〔治疗〕

检查有无基础性疾病。

见于正常人的情况下，应排除发病诱因，定期随访。

存在基础疾病，但是偶发的情况，一般无须治疗。若频发、有下述危险 PVC 时必须立即治疗。发生于急性心肌梗死时，即使是一个也是危险的，应进行治疗。

治疗一般常用胺碘酮、利多卡因。其他药物如美西律、β 受体阻滞剂、丙吡胺、普鲁卡因胺等也可使用。

高危险性室性期前收缩（必须立即治疗）

1）**联律间期非常短**：即被称为"**R on T**"的类型（图 3–20–A）。

PVC 出现在窦性心律的 T 波顶点附近。T 波顶点附近称为**易损期**或**易受攻击期**（vulnerable period），相当于心室绝对不应期后出现一过性兴奋亢进，激动阈值低下的时期。这个时期对心室即使给予很少量的刺激，也可引起心室颤动，非常危险。特别是在急性心肌梗死早期容易出现，故临床上非常有意义。

2）**多发性**：数个 PVC 连续出现时，称为**短阵型**（short run）VT（图 3–20–B）。这也是容易变成心室颤动的危重心律失常。特别是频繁出现，5 个 / 分以上时非常危险。

PVC 二联律（图 3–20–C）的连续出现也是危险的，特别是心肌梗死时容易发生，另外洋地黄中毒患者也可出现。

3）**多源性**：在同一导联上，出现形状、方向不同的 PVC（图 3–20–D），是由室内期前收缩的发生部位不同所致。心肌处于非常容易兴奋的状态，和 A、B 一样易变成心室颤动，见于急性心肌梗死和洋地黄中毒。

关键词

高危险性室性期前收缩，**R on T**，易损期

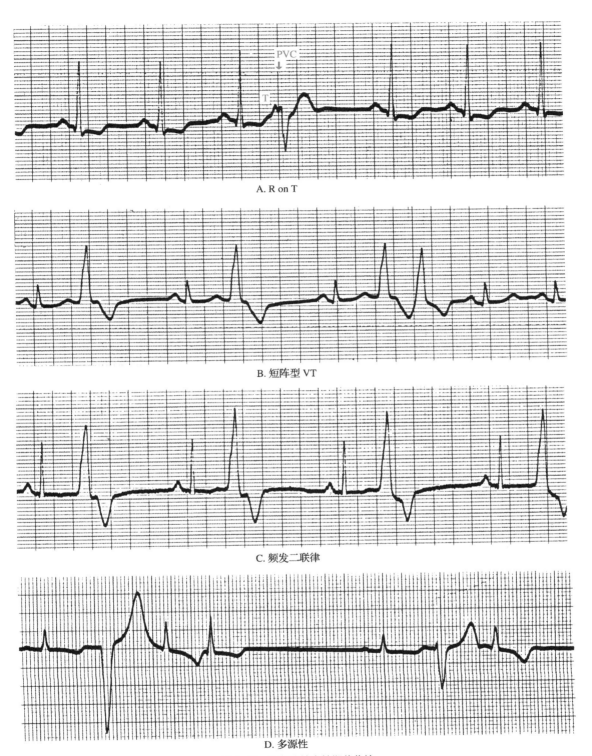

A. R on T

B. 短阵型 VT

C. 频发二联律

D. 多源性

图 3-20　高危险性室性期前收缩

期前收缩的鉴别诊断

发生部位		P 波	QRS 波群	ST-T
室上性	心房	有	正常，宽度 < 0.12s	与 QRS 波群方向一致
		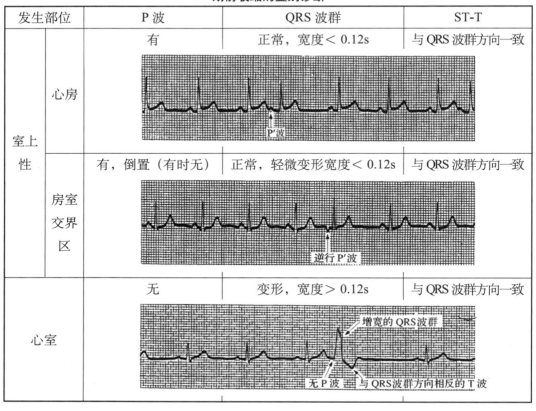		
	房室交界区	有，倒置（有时无）	正常，轻微变形宽度 < 0.12s	与 QRS 波群方向一致
心室		无	变形，宽度 > 0.12s	与 QRS 波群方向一致

室性期前收缩重症程度分级

等级	室性期前收缩
0	无
1	偶发性（30 个 / 小时以下）1A　1 个以下 / 分
2	频发性（30 个 / 小时以上）1B　1 个以上 / 分
3	多源性
4	连发性　4A　2 连发（成对）
	4B　3 连发（室速）
5	R on T 型（短联律间期）
3 ～ 5 级：复杂性心律失常，容易转变为 VT、Vf, 危险性高。 2 级以下：良好	

(Lown B&Wolf M : Circulation 44: 130,1971)

关键词

室性期前收缩重症程度分级

心房颤动、扑动

1．心房颤动（**atrial fibrillation**，**Af**）

心房失去了规律性兴奋，心房壁的各部分出现频繁、无序的兴奋，形成快速、不规则的节律（图3-21）。

在心律失常中，期前收缩最多见，其次便是房颤。

因为心室收缩也完全没有规律，故表现为**绝对性心律不齐**（arrhythmia absoluta，perpetua）。

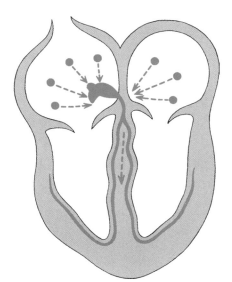

图 3-21　心房颤动

诊断标准

① **节律**：完全不规则。

② **心率**：心房率和心室率之间没有一定的比例关系。心房率为 350 ～ 600 次/分。

③ **P 波**：窦性 P 波消失，代之以小而不规则的**房颤波**（fibrillation wave，f 波）。

f 波的形状、高度、间隔完全没有规律（f 波频率：350 ～ 600 次/分）。

f 波在 P 波较大的导联上（Ⅱ、Ⅲ、aVF、V_1 导联）较明显，在 V_1 导联上最清楚。单看其他导联时会不明显，应加以注意。

④ **PR 间期**：无法测定。

⑤ **QRS 波群**：宽度正常（≤ 0.1s）。QRS 波群之间的间隔完全不规则。

QRS 波群较规则地出现时，应当考虑合并房室传导阻滞等其他的心律失常。

⑥ **ST–T**：若持续出现心室率快的房颤（**快速型房颤**），会因为心肌缺血导致 ST–T 改变。

鉴别诊断

心房扑动：存在 F 波，多数心搏间隔规则。

关键词

心房颤动，**Af**；房颤波；心房扑动；绝对性心律不齐

临床意义

〔原因〕

    ① 器质性心脏病：心房颤动最常见于二尖瓣膜病、甲状腺功能亢进症、缺血性心脏病等三种疾病，特别是二尖瓣膜病易于出现心律失常。其他也见于心肌疾病、高血压、肺心病、房间隔缺损等。

    ② WPW 综合征：有时会出现快速型心房颤动，表现为心动过速发作。

    ③ 健康人：多为一过性，常有过劳、过度饮酒、吸烟、过度饮用咖啡因含量高的饮料（咖啡、红茶、绿茶等）等诱因。

    也可见于完全没有病因的病例，被称为**孤立性房颤**（lone fibrillation）。

〔治疗〕

    治疗基础疾病。

    慢性心房颤动心率在正常范围内，一般不需要治疗。心率在 100 次 / 分以上的病例，应当用洋地黄等药物将心率控制在 100 次 / 分以下。

关键词

孤立性房颤

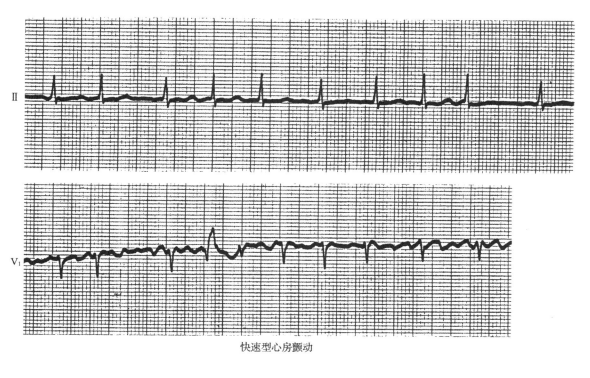

快速型心房颤动

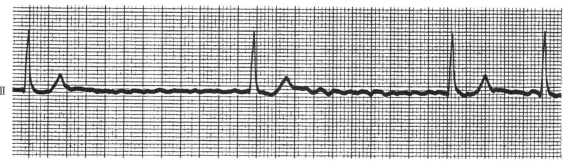

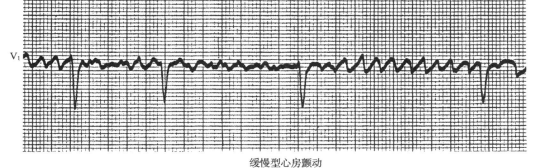

缓慢型心房颤动

图 3-22 心房颤动

2．心房扑动 (atrial flutter，AF)

心房处于快速、固定频率（较规则）的兴奋状态。其临床意义可以看作是与心房颤动相同的心律失常。

诊断标准

① **节律**：一般节律多规则。F 波按照一定的比例（2∶1，3∶1，4∶1 等）传导至心室。阻滞程度出现变化时则节律不整。

② **心率**：心室率根据房室交界区的阻滞程度而变化。心房率大约为 250 ～ 350 次 / 分。

③ **P 波**：窦性 P 波缺失。

④ **F 波存在**：表现为等电位线连续摇摆（非水平状）。不见 P 波，代之以基本上一定形状的锯齿样波（saw tooth wave）或类似正弦曲线（sine curve）的**房扑波**（flutter wave,F 波）。F 波呈双向性(波形先向上,后向下)。F 波频率约为 250 ～ 350 次 / 分左右。

⑤ **PQ 间期**：无法测定（F-F 间期看上去正常）。

⑥ **QRS 波群**：宽度正常（≤ 0.1s）。

心房激动的一部分规律地传至心室，按照 2∶1，3∶1，4∶1（分别称为 2∶1，3∶1，4∶1 传导）等比例传导。1∶1 传导（全节律）的少见。所以心率大约在 90 ～ 160 次 / 分左右。

介于心房颤动和心房扑动之间的中间型，心律不规则的称为**不纯扑动** (impure flutter) 或**心房扑颤动**（atrial fibrillation-flutter）。

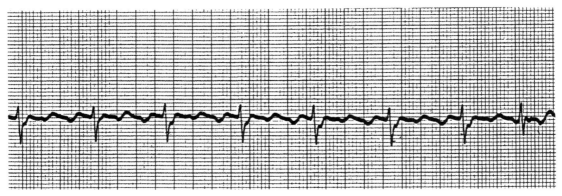

图 3-23　心房扑动

关键词

心房扑动，**AF**；房扑波；不纯扑动；心房扑颤动

鉴别诊断

　　心房颤动：心搏间隔绝对不规则，存在 f 波。

　　阵发性房性心动过速：存在 P 波。

临床意义

〔原因〕

　　与心房颤动相同，多见于器质性心脏病。

　　若心室率正常，基本上对血流动态没有影响。若心室率快，心输出量减少，可出现伴随症状。

〔治疗〕

　　若心室率正常，基本上无明显影响。

　　治疗同心房颤动。

快速型室上性心律失常的鉴别诊断

	发生	心率 次 / 分	QRS 波群	P 波	ST-T	等电位线	对于刺激迷走 神经的反应
窦性心 动过速	逐渐	100 ～ 160	正常	窦性 P 波稍 有高尖	一般正常，能 够区分先行 P 波和 T 波	呈水平状	心率减慢的程 度较轻，渐渐 减慢
PSVT	突然	160 以上	正常或 轻度变 形	与窦性 P 波 不同，有 时与 T 波、 QRS 波群重 叠而看不到	有时出现 ST 段下降和 T 波倒置	多不清楚， 一部分呈水 平状	有效时心率 迅速减少
心房颤动 （阵发性）	突然	多	变形、间 隔不齐	窦性 P 波缺 失，可见 f 波	因基础疾病 而异，T 波与 f 波重叠而不 易分辨	呈锯齿状、 f 波（300 ～ 600 次 / 分）， 有时 f 波不 明了	心率一定程 度减少
心房扑动 （阵发性）	突然	多，但 4:1 传导 为正常	比较接近 正常，间 隔也比较 整齐	窦性 P 波缺 失，可见 F 波	因基础疾病 而异，T 波与 F 波重叠而不 易分辨	呈锯齿状、 F 波（250 ～ 350 次 / 分）	加重房室传导 阻滞的程度， 但 F 波无法 消除

关键词

快速型室上性心律失常

心室颤动、扑动

这是最为危重的一种心律失常。

心室肌发生绝对无序而小的兴奋，心室已不能进行整体的收缩，丧失了泵的功能（图 3-24）。因为不能搏出血液，持续数分钟以上，患者可能死亡。这种心律失常为致死性的，如果不立即处理会危及生命。

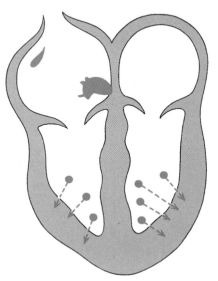

图 3-24　心室颤动

诊断标准

① **心室颤动**（ventricular fibrillation，Vf）

为波形、振幅和频率绝对不规则的振动波，150 ～ 300 次 / 分左右。

P 波、QRS 波群、T 波无法测定。

② **心室扑动**（ventricular flutter，VF）

比心室颤动略显规则，持续出现正弦曲线样大波形（180 ～ 250 次 / 分左右）。

P 波、QRS 波群、T 波无法测定。

心室颤动与心室扑动无法明确区分，临床上也无区分二者的必要。多用心室颤动这一用语代表二者，无论为何者都应紧急处理。

鉴别诊断

电极放置不良：可根据患者的状态鉴别，确认电极放置情况。

体位变动（翻身等）：可根据患者的状态鉴别。

心室颤动、心室扑动的前兆状态

① 重度心动过缓，且 PVC 频发

② 多源性 PVC

③ R on T 型 PVC

④ QT 间期明显延长并且 PVC 频发

⑤ PVT

关键词

心室颤动，Vf；心室扑动，VF

[临床意义]

〔原因〕

心脏疾病末期、病态急剧恶化、重度心肌损害等。

急性心肌梗死、重度心力衰竭、休克、洋地黄和奎尼丁中毒等。

低钾血症、高钾血症、低钙血症、高钙血症、碱中毒、低氧血症等也可成为其原因。

〔治疗〕

立即进行急救处理，尽早实施电除颤。

临床上所见危险的心律失常

致死性心律失常 　　心室颤动，心室扑动 　　引起重度心动过缓的情况（高度窦房阻滞、高度房室传导阻滞、重度窦性心动过缓） 　　心搏停止 **易于演变成致死性心律失常的情况** 　　室性期前收缩（**R on T** 现象，短阵型 **short run**，多源性，多发性） 　　室性心动过速 　　上述类型以外的心律失常如果持续时间长，使血流动态恶化，也可以诱发重度心功能不全和致死性心律失常。

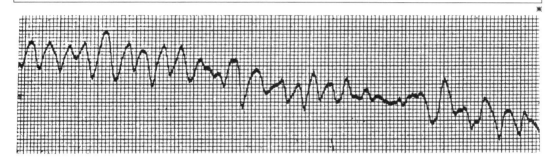

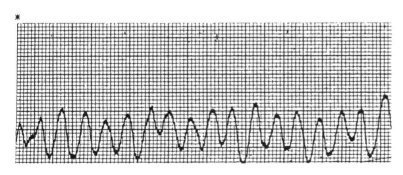

图 3-25　心室颤动、扑动

可以看到大小不同的各种波形。无法区分 P 波、QRS 波群和 T 波。虽然有比较大的较为整齐的波和小的不规则的波，但无法清楚地区分。

[关键词]

致死性心律失常

第3单元

第二节
缓慢性心律失常
bradyarrhythmia

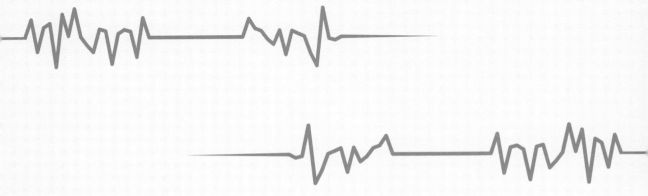

窦性心动过缓

窦性心动过缓（sinus bradycardia，SB），是指从窦房结发生的激动频率减少，心搏间隔延长，心率一般在 60 次 / 分以下者。基本节律类型仍为窦性心律，并没有异常，只是心率减少。

| 诊断标准 |（图 3-26）

　　① **基本波形**：基本正常

　　　P 波：形状正常、恒定。

　　　QRS 波群、**T 波**：在 P 波后，位于正常的位置，只是数目有变化。

　　② **心率**：60 次 / 分以下。

　　③ **PR(PQ) 间期**：正常，略有延长的倾向。

〔原因〕

　　高龄者、睡眠中、迷走神经紧张状态、运动员、缺血性心脏疾病、心力衰竭、甲状腺功能减退症、窦房结功能低下、药物影响（洋地黄、抗心律失常药物、吗啡）。

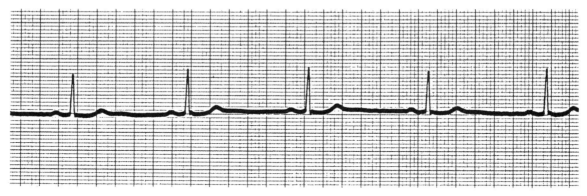

图 3-26　男性　43 岁

关键词

窦性心动过缓，sinus bradycardia，SB

② 窦性心律不齐

窦性心律不齐（sinus arrhythmia，SA）是指从窦房结发生的刺激不能保持一定的规则，而心律出现紊乱。除了心搏间隔不齐为异常外，其基本类型仍表现为窦性心律。一般多伴有窦性心动过缓，所以本书将其放在第二节中。

诊断标准

① **基本波形**：基本正常。

② **PP 间期与 RR 间期**：相等。

③ **PR 间期**：正常，恒定。

④ **心搏间隔**：有时变长，有时变短。

呼吸性心律不齐（respiratory sinus arrhythmia）

心率与呼吸周期一致，出现时快时慢的变化。一般吸气时交感神经紧张度增加，心率加快。呼气时迷走神经功能亢进，心率减慢（图 3-27）。

非呼吸性心律不齐（non-respiratory sinus arrhythmia）

心率与呼吸周期无关，出现无规则的变化。

〔原因〕

常见于小儿、青年人和高龄者。

高龄者常为非呼吸性，并多伴有窦性心动过缓。

器质性心脏病患者也常见到。

使用洋地黄、吗啡时，也可以见到非呼吸性。

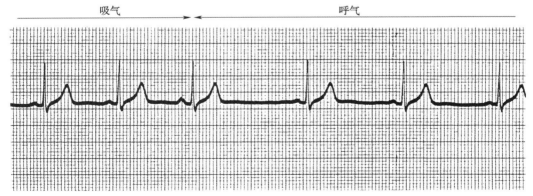

图 3-27　男性　16 岁

关键词

窦性心律不齐，**sinus arrhythmia**，**SA**，呼吸性心律不齐，非呼吸性心律不齐

3 房室交界性心律

窦房结发生的激动因某种原因不能下传至心房，下位（二次）中枢的房室交界区及其附近区域产生自律性，作为起搏点而进行工作（图 3-28）。这样由房室交界区激动而产生的心脏节律（**逸搏心律、补充心律 escape rhythm**）称为**房室交界性心律**（atrioventricular junctional rhythm）。

窦房结功能下降时，下位（二次）中枢的房室交界区作为心脏的起搏点继续发挥功能。固定出现的情况较少，可以看到与窦性心律的移行。

诊断标准（图 3-29）

① 节律：规则。

② 心率：40 ～ 60 次 / 分。

③ **P 波**：窦性 P 波缺失。

有 P 波时，与窦性 P 波不同，一般在 Ⅱ、Ⅲ、aVF 导联倒置 [心房由从下位逆行性传导而至的刺激而兴奋，形成与正常 P 波相反的方向，即**逆行 P′ 波**（**retrograde P**）]。另外，有时 P′ 波与 QRS 波群重叠而看不出，有时出现在 QRS 波群之后。

④ **PR 间期**：有变化甚至缺失。逆行 P′ 波出现在 QRS 波群之前时，PR 间期缩短（≤ 0.12s）。P′ 波重叠在 QRS 波群中或在其后出现时，PR 间期无法测定。

⑤ **QRS 波群**：原则上是正常的，有时有轻微的变形。上述心搏出现一次时，称为**逸搏（补充收缩，escape beat）**。期前收缩比预计的下一个正常收缩提前出现，逸搏比预计的下一个正常收缩晚出现（图 3-30）。

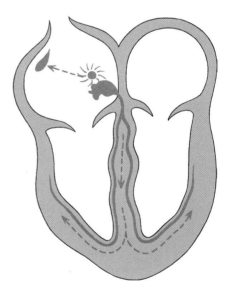

图 3-28 房室交界性心律

鉴别诊断

心室固有心律：QRS 波群增宽（≥ 0.12s），变形。

关键词

房室交界性心律，逸搏心律（补充心律），逸搏（补充收缩）

臨床意义

〔原因〕

各种抑制窦房结功能的疾病和状态 [心肌梗死（特别是后下壁心肌梗死）、心肌炎、休克、风湿性心脏病、高血压性心脏病等]、迷走神经紧张状态、急性感染性疾病、药物（洋地黄等），有时也可见于正常人（迷走神经紧张）。

逸搏心律（补充心律）是为了防止心脏无收缩状态，可以称为代偿性（被动性）心搏或心律。

〔治疗〕

临床的意义较少，没有必要采取治疗，一般进行基础疾病的治疗。

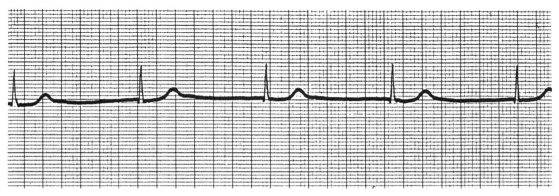

图 3-29　女性　70 岁

P 波与 QRS 波群重叠而看不出，心率约 46 次 / 分，心动过缓。

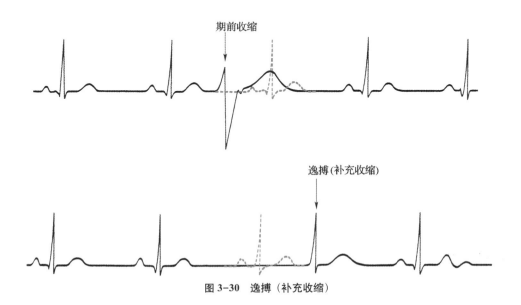

图 3-30　逸搏（补充收缩）

窦房传导阻滞

窦房传导阻滞（sinoatrial block，SA block）为窦房结规律地兴奋而发出激动，但因结间束通路障碍，不能正常地向心房传导的状态（图 3–31）。

窦房结一过性或持续性完全停止活动的状态称为**窦性停搏**（sinus arrest）。

诊断标准 （图 3–32）

① **节律**：因脱漏周期的数目和位置不同，呈规律性或无一定规律。

② **心率**：因脱漏周期的数目和位置不同而有差异。无脱漏处多在正常范围。

③ **P 波**：脱漏处一个心搏周期全体（P 波、QRS 波群、T 波）均脱漏（图 3–33）。

④ **PP 间期**：被阻滞处出现的长间歇是正常窦性 PP 间期的整倍数。

⑤ **PR 间期**：于非阻滞处在正常范围，且恒定。

⑥ **QRS 波群**：于非阻滞处是正常的。

⑦ **逸搏**（补充收缩）：窦房传导停止的时间较长时，从心房和房室交界区发生逸搏（补充收缩）。

窦房结的兴奋在心电图上观察不到，心电图难以诊断窦房结与心房间的传导时间延长（**一度窦房传导阻滞**）和**完全性窦房传导阻滞**，只适用于**不完全性窦房传导阻滞**的诊断。

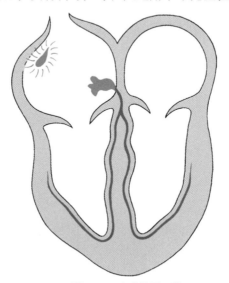

图 3–31　窦房传导阻滞

关键词

窦房传导阻滞，**sinoatrial block**，**SA block**；窦性停搏

二度Ⅱ型窦房传导阻滞

P 波突然脱漏，此时的 PP 间期为正常传导 PP 间期的一倍或整数倍。临床上该类型多见。

分类

根据窦房传导阻滞程度的不同作以下分类。

1）**一度**

从窦房结发生的兴奋向心房传导延迟。在心电图上不能描记窦房结电位，故难以诊断。

2）**二度**

窦房结与心房间的传导时而被阻断的状态。分为两种类型。

① **Ⅰ型（文氏型，Wenckebach 型）**

窦房结与心房间的传导逐渐延迟，终于被阻断。心电图上 PP 间期逐渐缩短，最终出现 P 波脱漏，该周期不断重复。该类型少见。

② **Ⅱ型（Mobitz 型）**

窦房结与心房间的传导时而被突然阻断。心电图上 P 波突然脱漏，该部分的 PP 间期为正常 PP 间期的整倍数。为临床一般常见类型。

3）**三度**

窦房结与心房间的传导完全被阻断，窦房结的兴奋完全不能向心房传导。心电图上只能看到逸搏心律。与完全窦性停搏难以鉴别。

鉴别诊断

① 二度房室传导阻滞：节律不整，被阻滞处有 P 波，其后的 QRS 波群脱漏。

② 窦性心律不齐：心搏间期有长有短，各间期长度不定。长间期无整倍数关系。

③ 窦性停搏：如果 3 倍以上的周期里有一个心搏（P 波、QRS 波群、T 波）脱漏，窦性停搏的可能性大。

临床意义

〔原因〕

在心肌梗死、心肌炎、心肌病等窦房结和心房传导通路障碍时有重要意义。可见于病态窦房结综合征、高钾血症、药物（洋地黄、奎尼丁等）影响等。

健康人也有因迷走神经过度紧张而发生（如运动员）。

〔治疗〕

根据基础疾病来决定，呈一过性无明显症状时没有必要治疗。因重度心动过缓而致心输出量降低，出现心力衰竭、阿-斯综合征时，适于人工心脏起搏器。

药物治疗可使用异丙肾上腺素、硫酸阿托品等。

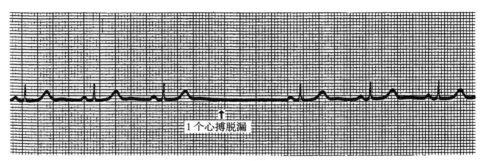

图 3-32 窦房传导阻滞

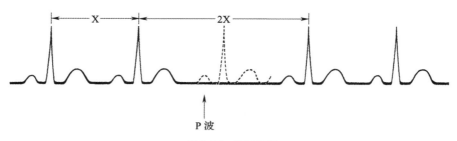

图 3-32 脱漏周期

5 窦性停搏

窦房结的自律性低下，一过性或持续性停止产生激动的状态称为窦性停搏（sinus arrest）。窦房结停止兴奋产生的期间不恒定。

诊断标准 （图 3-34）

① **节律**：不整（无停搏处一般是规整的）。

② **心率**：心率因停搏发生方式的不同而有所变动。

③ **PP 间期**：3s 以上或延长至正常 PP 间期的 3 倍以上（非整倍数）。

④ **P 波**：停搏发生处窦性 P 波与 QRS 波群、T 波一起脱漏。

⑤ **PR 间期**：无 P 波处无法测定。

⑥ **QRS 波群**：与停搏之后产生兴奋的部位有关。如果是室上性，QRS 波群正常或接近正常。如果是室性，则 QRS 波群变形、增宽。

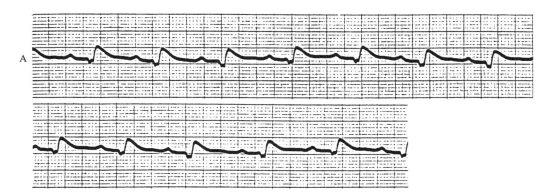

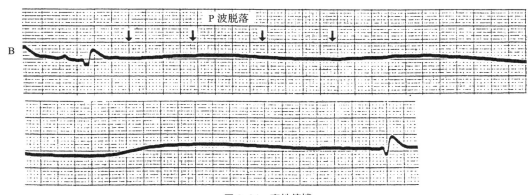

图 3-34　窦性停搏

鉴别诊断

①窦性心动过缓：必定有先行 P 波，其后为 QRS 波群。

②窦房传导阻滞：发生阻滞的 PP 间期为整倍数关系。

③房室传导阻滞：

二度：PP 间期规整，RR 间期不规整。

三度：PP 间期规整，RR 间期一般也规整（心室自主心律）。RR 间期比 PP 间期长。

临床意义

〔原因与治疗〕　同窦房阻滞。

心动过缓性心力衰竭和阿 - 斯综合征发作，适于人工心脏起搏器。

图 3–34B 的第一个心搏的 QRS 波群之后，在 9.2s 期间，P 波、QRS 波群、T 波等全部消失，呈直线状，为心搏停止状态。

6 房室传导阻滞

从心房至心室的激动传导发生障碍（延迟、中断）的状态，称为**房室传导阻滞**（atrioventricular block，AV block）（图 3–35），在激动传导障碍中发生频度最高，是临床上重要的心律不齐。如果只说传导阻滞即是指房室传导阻滞。

因为并非所有房室传导阻滞都出现触诊时的脉搏紊乱状态，所以房室传导阻滞是必须依靠心电图才能诊断的心律失常之一。

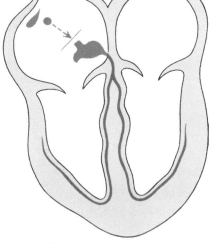

图 3–35　房室传导阻滞

〔分类〕

根据**传导障碍的程度**，从部分（不完全性）阻滞到完全性阻滞，分为以下 3 个阶段。

1）**一度房室传导阻滞**（first degree AV block）

由于房室传导得以维持，P 波与 QRS 波群必定呈现 1：1 的对应关系。但是传导过程需用时间较长，引起 **PQ 间期延长**。

2）**二度房室传导阻滞**（second degree AV block）

房室传导得到一定程度的维持，但时而中断，发生 QRS 波群脱漏。

在二度房室传导阻滞，出现 P 波与 QRS 波群数目的不一致。此时使用**传导比**（conduction）来表示，即 **P 波数：被传导的 QRS 波群数**（如 2：1、3：1 阻滞等）。

二度房室传导阻滞分两种类型。

①**莫氏Ⅰ型**（**文氏周期，Wenckebach 周期**）

房室传导在每个心搏逐渐延长，直至不能传导下去的状态。数个心搏为一组，阻滞现象呈周期性反复。恢复后的第一次心搏，由于房室传导功能恢复而回到最初的传导时间，表现出该现象的一个周期，称为**文氏周期**（Wenckebach period）。

②**莫氏Ⅱ型**

房室传导正常，但突然出现中断。比Ⅰ型少见。多有器质性心脏病，易转变为三度房室传导阻滞。

关键词

房室传导阻滞，**atrioventricular block，AV block**

3）**三度房室传导阻滞**（third degree AV block，又称**完全性房室传导阻滞**，complete AV block）

房室传导完全中断的状态。心室与心房兴奋完全无关系，由房室交界区以下的下位起搏点的自律性而兴奋。

房室传导阻滞的分类

> **1．不完全性房室传导阻滞**
> 　　1）一度房室传导阻滞（PR 间期延长）
> 　　2）二度房室传导阻滞
> 　　　　①莫氏Ⅰ型（文氏周期）
> 　　　　②莫氏Ⅱ型
> **2．完全性房室传导阻滞**
> 　　三度房室传导阻滞

一度房室传导阻滞

房室传导时间比正常延长的状态，并不一定形成心动过缓。传导延迟发生的部位多在希氏束以上。

诊断标准（图 3–36）

① **PR（PQ）间期**：比正常（0.12 ～ 0.20s）值延长而大于 0.20s。

② **QRS 波群**：P 波后一定有 QRS 波群出现，不发生脱漏，形状正常，不形成心律不齐，心率不减慢。

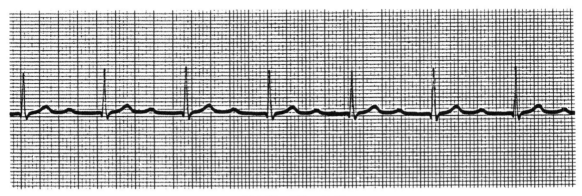

图 3–36　男性　62 岁

关键词

一度房室传导阻滞，PR 间期延长

临床意义

〔原因〕

心脏疾病（心肌梗死及其他缺血性心脏疾病、高血压、风湿性心脏病、心肌炎、心肌病）、心脏结节病、心肌淀粉样变性、药物（洋地黄和奎尼丁等抗心律失常药物、β受体阻滞剂、钙拮抗剂、三环类抗抑郁药等）影响等。

也可见于健康人（老人、迷走神经紧张状态）。

〔治疗〕

如果心率正常则无须治疗，应仔细检查原因，观察其过程。

如果出现高度心动过缓，则按照该病治疗原则处理。

注意病情向高度阻滞方面发展。

二度房室传导阻滞（不完全性房室传导阻滞，incomplete AV block）

1. Ⅰ型（莫氏Ⅰ型，文氏型）

房室传导时间逐渐延长，直至一个 QRS 波群脱漏。其后的第一次心搏，由于房室传导功能恢复而回到最初的传导时间。

因为一般该现象反复出现，所以称之为文氏周期（Wenckebach period）。

诊断标准 （图 3-37）

① **PR 间期**：逐渐延长。

② **RR 间期**：PR 间期逐渐延长，另一方面 RR 间期逐渐缩短。

③ **P 波**：不伴有 QRS 波群的 P 波。

④ **QRS 波群**：在数个心搏后出现一次脱漏，P 波数比 QRS 波群数多。

⑤ **逸搏（补充收缩）**：阻滞发生后的间歇如果较长，会出现逸搏（图 3-38）。

鉴别诊断

① 三度房室传导阻滞：P 波与 QRS 波群的出现相互间毫无关系（PP 间期与 RR 间期以各自的节律独立出现）。

PP 间期 < RR 间期。

② 二度Ⅱ型房室传导阻滞：PR 间期在正常范围且恒定，突然发生 QRS 波群脱漏。

关键词

二度房室传导阻滞，不完全性房室传导阻滞，莫氏Ⅰ型

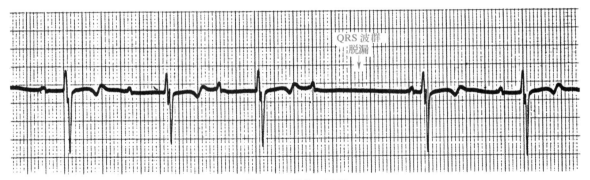

图 3-37 男性 15 岁

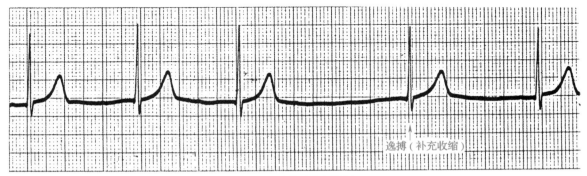

图 3-38 逸搏（补充收缩）

【临床意义】

与一度房室传导阻滞相同，一般阻滞多发生在希氏束以上的部位。

如果心率在正常范围，无自觉症状，则无须治疗。

与二度Ⅱ型相比预后良好，很少发生阿 - 斯综合征。

如果心动过缓倾向严重，可给予异丙肾上腺素、阿托品等治疗观察。

2. Ⅱ型（莫氏Ⅱ型）

与Ⅰ型很近似，但面向心室的传导在房室结被有规律地(隔1次、隔2次、隔3次等)阻滞。有时阻滞也并没有规律。此型为从心房向心室的兴奋传导时而突然中断的状态。比Ⅰ型少见。常因器质性心脏病而发生，因易于转变为三度房室传导阻滞，是一种需要注意的心律失常。

发生阻滞的部位多在希氏束以下。

【诊断标准】（图 3-39、3-40）

① PR 间期：被传导的 PR 间期恒定，并且一般在正常范围内。

② P 波：突然出现不伴有 QRS 波群的 P 波。

【关键词】

文氏周期，莫氏Ⅱ型，2:1 房室传导阻滞

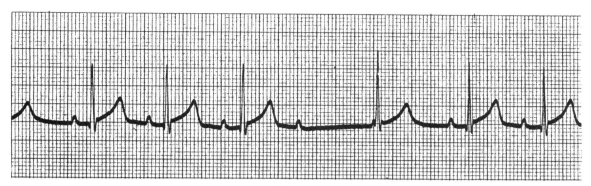

图 3-39　二度 II 型房室传导阻滞　男性　15 岁

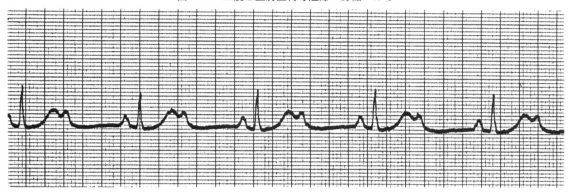

图 3-40　2 : 1 房室传导阻滞　女性　70 岁

鉴别诊断

① 二度 I 型房室传导阻滞：每个心搏的 PR 间期逐渐延长，QRS 波群脱漏。

② 三度房室传导阻滞：P 波与 QRS 波群以各自的节律出现。RR 间期长于 PP 间期。

临床意义

〔原因〕

可见于大部分心脏疾病，以及一些药物（洋地黄、奎尼丁、缓脉灵、丙吡胺等抗心律失常药物）过量使用时。

一般健康人不会发生。

〔治疗〕

因阻滞多发生在希氏束以下的部位，容易发生阿－斯综合征。

对于有重度眩晕、意识丧失症状的患者也应考虑安装心脏起搏器。

三度房室传导阻滞（完全性房室传导阻滞，complete AV block）

心房与心室的传导处于完全阻断的状态。心室由房室交界区以下的下位起搏点的自律性而兴奋，是一种与心房兴奋无关的兴奋状态。

三度房室传导阻滞时，于末梢脉搏触诊所及的仅是心室的兴奋，能触诊到很明显的缓慢脉搏，但触诊不到心律不齐。

诊断标准　（图 3–41）

　　① **P 波**：按一定的间隔（PP 间期）出现，与 QRS 波群毫无关系。

　　② **PR 间期**：不定。

　　③ **RR 间期**：恒定，比 PP 间期长。

　　④ **QRS 波群**：根据 QRS 波群的形状，分为两类。

　　　　a．QRS 波群的形状、宽度正常：阻滞发生在希氏束以上部位，为**房室交界区性节律**，心率为 40 ～ 50 次 / 分。

　　　　b．QRS 波群增宽：阻滞发生在希氏束以下部位，此时的节律为**心室自主心律**（idioventricular rhythm），心率在 40 次 / 分以下。

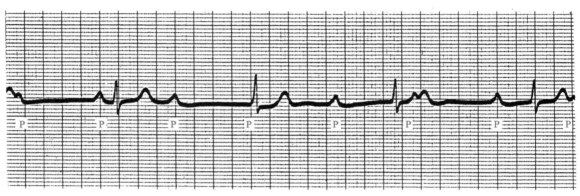

图 3–41　女性　54 岁

鉴别诊断

　　① 房室脱节：PP 间期比 RR 间期长。

　　② 二度房室传导阻滞：尚有 PR 的关联，RR 间期不恒定。

临床意义

〔原因〕

　　与 QRS 波群形状、宽度接近正常的病例相比较，QRS 波群形状和宽度异常者可能会突然发生心室颤动，须加以注意。

　　容易发生阿 – 斯综合征。

　　可因心脏疾病（冠心病、心肌病、心肌炎）、心肌淀粉样变性、心脏结节病或药物（洋地黄、奎尼丁、β 受体阻滞剂等）影响而发生。

　　QRS 波群增宽、变形的病例心动过缓倾向明显，危险性大。

〔治疗〕

　　在能够维持充分的心输出量的心率下，QRS 波群形状、宽度接近正常且无自觉症状者，无须治疗，可观察其过程。

　　有重度眩晕，出现行动不稳等症状，发生阿 – 斯综合征的患者适于安装心脏起搏器。

关键词

　　三度房室传导阻滞，完全性房室传导阻滞，心室固有节律

房室传导阻滞的类型与特征

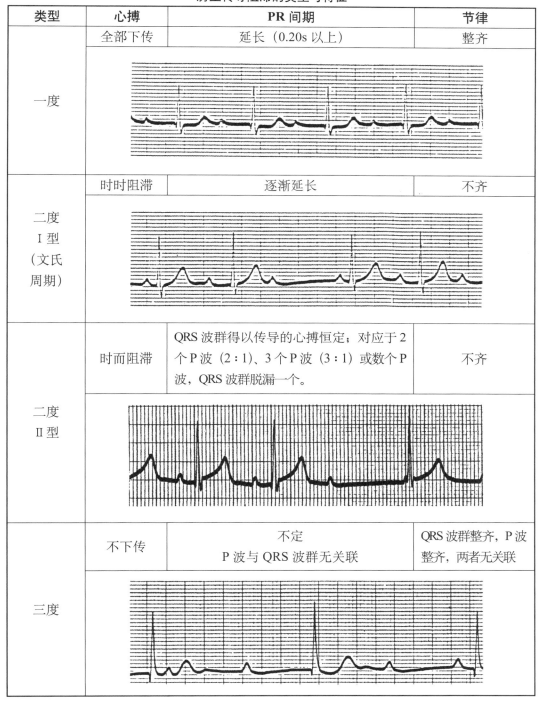

类型	心搏	PR 间期	节律
一度	全部下传	延长（0.20s 以上）	整齐
二度Ⅰ型（文氏周期）	时时阻滞	逐渐延长	不齐
二度Ⅱ型	时而阻滞	QRS 波群得以传导的心搏恒定；对应于 2 个 P 波（2∶1）、3 个 P 波（3∶1）或数个 P 波，QRS 波群脱漏一个。	不齐
三度	不下传	不定 P 波与 QRS 波群无关联	QRS 波群整齐，P 波整齐，两者无关联

房室传导阻滞的类型

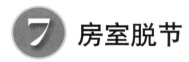

7　房室脱节

房室脱节（atrioventricular dissociation）是指心房和心室分别在不同起搏点的支配下进行各自独立活动的状态。

一般情况下，一个起搏点为窦房结，另一个起搏点位于房室交界区或心室。

房室脱节的发生机制

① 由于房室传导阻滞等原因，心房的激动不能充分地传导至心室。

② 房室交界区或更下位的心室起搏点自律性亢进。

③ 以上两种情况同时存在。

心房与心室完全独立，各自发生作用时称为**完全性房室脱节**（complete AV dissociation），仍时有心房侧的激动向心室传导的情况称为**不完全性房室脱节**（incomplete AV dissociation）。

心房的激动传导至心室而出现 QRS 波群的现象，称为**心室夺获**（ventricular capture）。

诊断标准

① P 波与 QRS 波群分别表现独自的节律。P 波分别出现在 QRS 波群的直前（QRS 波群紧接其后）、QRS 波群中或其后，以及在 ST–T 部分。

② PQ 间期：经常变化。如果 P 波不与 QRS 波群、ST–T 重叠，P 波后伴随 QRS 波群。

③ PP 间期（心房率）与 RR 间期（心室率）几乎相等（**等频率房室脱节**）。与 RR 间期基本恒定相比，PP 间期多有微小的变化。

④多见交界性节律（QRS 波群宽度与形状一般正常）。

鉴别诊断

完全性房室传导阻滞：P 波后不伴随 QRS 波群。

PP 间期比 RR 间期短。

临床意义

对其自身无特定治疗方法。对于有重度心动过缓，症状明显，发生阿 – 斯综合征的患者可考虑安装心脏起搏器。

原发疾病治疗。

关键词

房室脱节，**atrioventricular dissociation**；心室夺获

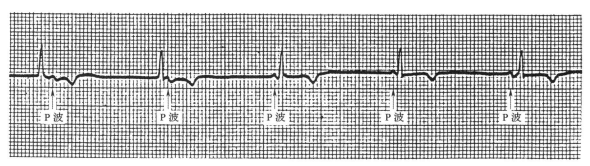

图 3-42 男性 72 岁

PP 间期（1.24s）比 RR 间期（1.20s）略长。有 P 波与 QRS 波群分离、P 波分别出现在 QRS 波群直后（紧接 QRS 波群后）等多种情况。QRS 波群宽度与形状正常（交界性节律）。根据以上情况，诊断为房室脱节。

病态窦房结综合征

病态窦房结综合征（sick sinus syndrome，SSS）虽然被称为综合征，但并没有特别的含义，只是一个便于理解的名称，是指由于窦房结功能低下导致循环功能衰竭的全部表现。

在该综合征中，有因心动过缓而致心力衰竭，有一过性心脏停搏而致脑缺血发作，包括了多种心律失常。

Rubenstein 等举出以下几种情况。

① **原因不明的重度心动过缓**（图 3-43）。

② **窦性停搏或者窦房传导阻滞**。

③ **慢快综合征**（bradycardia tachycardia syndrome，BTS）（图 3-44）

一般在使窦房结及下位起搏点的起搏细胞频繁地兴奋时，这些起搏细胞的激动形成能力则被抑制，这种抑制效果称为超速抑制（overdrive suppression）。BTS 时心动过速发作突然停止，转变为心动过缓时所见到的长间歇即可以用该机制来解释。

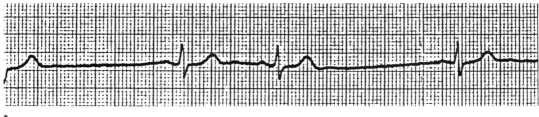

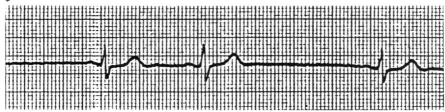

图 3-43　SSS（重度心动过缓病例）　男性　43 岁

关键词

病态窦房结综合征，**sick sinus syndrome**，**SSS**；慢快综合征，**BTS**

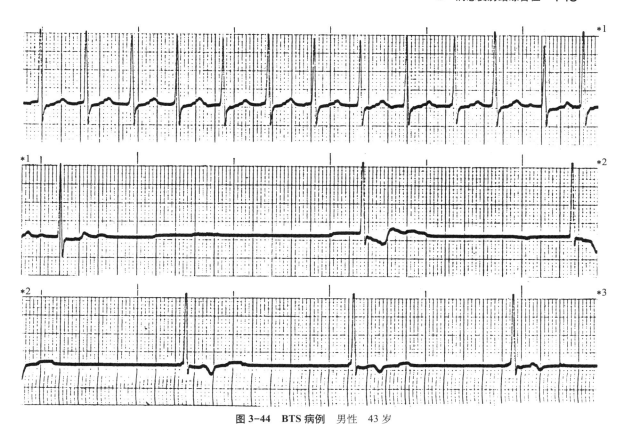

图 3-44　BTS 病例　男性　43 岁

阵发性室上性心动过速转变为重度心动过缓

　　BTS 时，损害不仅是在窦房结，还波及心房和房室交界区，表现出严重的临床症状，是 SSS 中最严重的类型。无论是快速性心律失常，还是缓慢性心律失常，如果只表现为其中一种，药物治疗是有效的。但慢快综合征仅用药物治疗则非常困难，最终要安装心脏起搏器防止心动过缓的发生。而对于快速性心律失常，则多使用药物治疗的方法。

SSS 的诊断方法

1）心房起搏

按照右心导管检查的方法进行人工心房起搏，按 120 次 / 分的速率驱动右心房 30s 以上，然后突然停止刺激，测定从该时点到心脏恢复发生刺激而兴奋的时间 [**窦房结恢复时间**（sinus node recovery time），**自律性恢复时间**（automaticity recovery time）]。该时间在 5s 以上者，发生阿 – 斯综合征的可能性大，应以安装心脏起搏器为治疗选择。

这也被称为超速抑制试验（overdrive suppression test）。

2）动态心电图

记录 24 小时心电图，对其间的异常进行连续分析，对于临床诊断非常有用。

备注

慢快综合征

　　为同一患者交替出现重度窦性心动过缓和室上性快速心律失常的表现，严格地说这原来是用于非合并房室传导阻滞情况的，但最近被归类为 SSS 的一种。合并房室传导阻滞的 SSS 并不少见，如果有重度缓慢性心律失常者可以归为该综合征，其快速性心律失常则是所有类型均可。

关键词

SSS 的诊断方法，慢快综合征

阿−斯综合征（Adams−Stokes syndrome）

当发生迅速而显著的脉搏异常时，心脏陷入一时性搏出功能障碍的状态，心排血量急剧减少，脑循环血量随之急剧下降，出现阵发性眩晕、紫绀、意识丧失、痉挛等症状。该状态称为阿 – 斯综合征（Adams-Stokes syndrome）。

阿 – 斯综合征最初的概念为合并房室传导阻滞的意识丧失，后来广泛地用以解释以下几种情况。

1）**一过性心搏停止**：在窦房传导阻滞、窦性停搏、房室传导阻滞时，下位起搏点未能产生自律性（逸搏、补充收缩）。

2）**一过性室速**，或**室颤**。

3）**药物**或**电解质紊乱**所致心室固有节律状态的突然缓慢化。

4）**窦性节律**或**不完全性房室传导阻滞突然转变为完全性房室传导阻滞**。多为下位起搏点难以发生逸搏（补充收缩）。

5）**窦性心动过缓引起的突然心率减少**，或者**合并窦房传导阻滞及窦性停搏**。

6）**阵发性快速心律失常**：房性、房室交界性或室性心动过速。

7）**慢快综合征**

8）**频发性期前收缩**

9）**心脏起搏器性晕厥**：心脏起搏器功能不全所致。

关键词

阿 – 斯综合征

第3单元

第三节
不一定伴有心搏异常的
心律失常

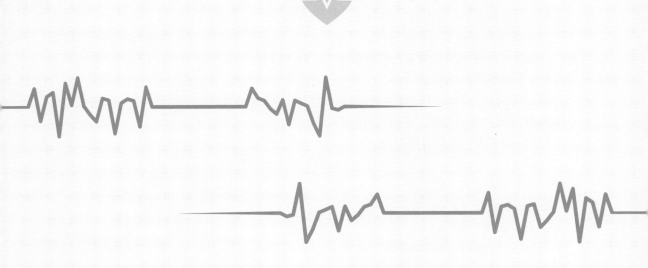

　　在心律失常中，有几种不一定具备心搏间隔不规则的类型。包括在第一节中讲到的窦性心动过速，在第二节中讲到的窦性心动过缓，一度房室传导阻滞等。该节讲解的是虽无心搏不规律现象，但也有重要临床意义的另一部分心律失常。

束支传导阻滞

窦房结产生的激动，从心房传导至房室交界区，再通过希氏束传导至左、右束支，进一步通过分布于各束支末梢的浦肯野纤维，传导至心室的心肌纤维（**激动传导系统**）。

由于左、右束支或其分支的病变使窦房结发出的激动传导发生障碍，称为**室内传导阻滞**（intraventricular conduction disturbance）。

某一侧束支的兴奋传导发生障碍称为**束支传导阻滞**。

右束支因其较细且长，最容易发生阻滞。

左束支从较粗的干支又分为左前分支和左后分支。

左前分支（上支）分布于左心室流出道。

左后分支分布于左心室流入道，比左前分支短而粗，最难发生阻滞。

束支传导阻滞（bundle branch block）在分类上属于心律失常中兴奋传导障碍的一种。可是，仅有束支传导阻滞时，心搏节律是规整的，不引起心律紊乱，所以仅靠脉搏触诊无法确诊。

正常情况下，传导至希氏束的激动，进一步传导至左、右束支，左、右心室几乎同时发生兴奋。若某侧束支传导阻滞，传导至希氏束的兴奋只能通过健侧的束支传导至心室的心肌纤维。所以，患侧的兴奋在时间上会比正常延迟。

束支传导阻滞的心电图是非常有特点的。

QRS 波群在形态上有分裂变化，当宽度 < 0.12s 时，称为**不完全性束支传导阻滞**；宽度 > 0.12s 时，称为**完全性束支传导阻滞**。小儿和学龄儿童，经常可以看到近似于不完全性右束支传导阻滞的图形。

通过观察表示右心室变化的导联（V₁、V₂）和表示左心室变化的导联（V₅、V₆）的 QRS 波群的波形时，就可以容易地辨别右束支传导阻滞和左束支传导阻滞。

〔**分类**〕（图 3-45）

通常进行如下分类：

① 右束支传导阻滞

（right bundle branch block）

② 左束支传导阻滞

（left bundle branch block）

③ 左前分支传导阻滞

（left anterior fascicular block）

④ 左后分支传导阻滞

（left posterior fascicular block）

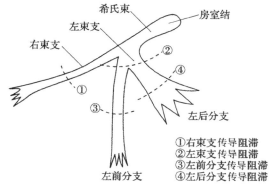

图 3-45 束支传导阻滞的分类

1 · 1　右束支传导阻滞

　　心室内激动传导通路，从房室节经过希氏束，分为左束支和右束支，分别分布于左心室和右心室。其中右束支兴奋传导发生障碍称为**右束支传导阻滞**（right bundle branch block，RBBB）。

　　到达房室交界区的兴奋，由于希氏束以下右束支发生阻滞，不能传导至右心室。所以先由具有正常传导功能的左束支的激动兴奋左束支，然后激动再从左心室传到右心室。因此，右心室自由壁、室间隔右心室侧的激动延迟（图3-46）。

诊断标准

① **QRS 波群**：增宽（完全性 ≥ 0.12s，不完全性 0.10 ～ 0.12s）。

　　形状分裂，右侧胸部导联（V₁、V₂）呈 rSR′ 型或呈 M 型（图3-47）。

　　Ⅰ、aVL、V₅、V₆ 导联呈增宽且有切迹的 S 波。

② **ST-T**：右侧胸部导联（V₁、V₂）出现继发性 ST-T 改变（与 QRS 波群的主波方向相反）。

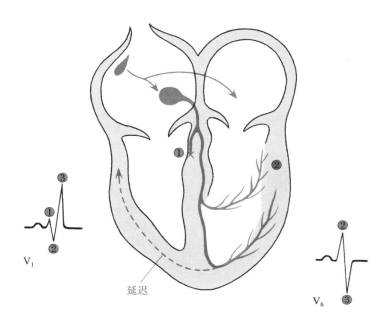

图 3-46　右束支传导阻滞

关键词

束支传导阻滞；右束支传导阻滞，**right bundle branch block，RBBB**

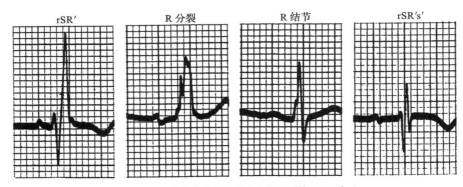

图 3-47　右束支传导阻滞右胸部导联的 QRS 波形

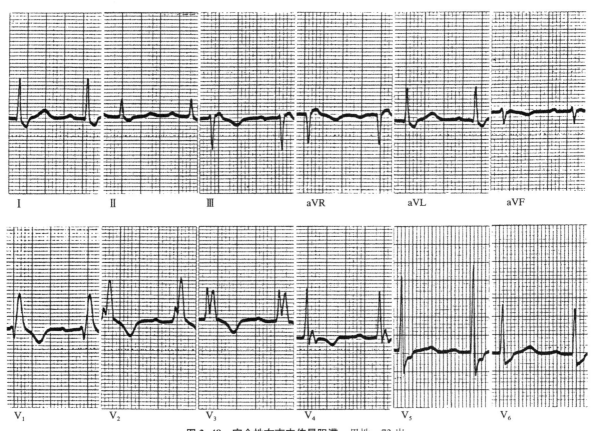

图 3-48　完全性右束支传导阻滞　男性　73 岁

关键词

完全性右束支传导阻滞

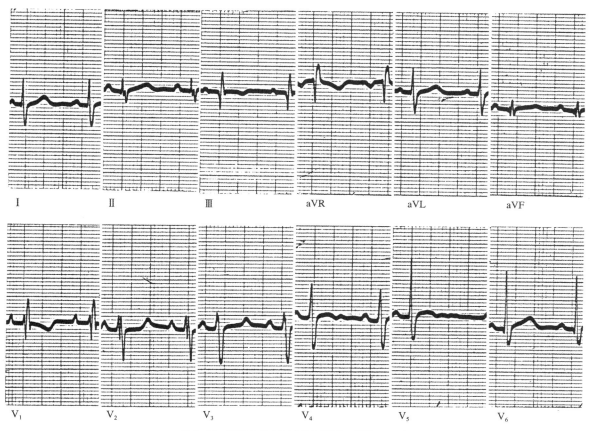

图 3-49　不完全性右束支传导阻滞　男性　26 岁

鉴别诊断

　　① 右心室肥大：心电轴右偏。

　　　　　　　　　$V_1R/S \geqslant 1.0$　V_5、V_6 导联的 S 波明显加深。

　　　　　　　　　QRS 波群不增宽。

　　② 高位后壁心肌梗死：V_1、V_2 导联高 R 波，T 波尖锐，直立。

　　　　　　　　　QRS 波群正常。

临床意义

〔原因〕

　　有仅见右束支传导阻滞而其他无任何异常的病例。健康人尤其是年轻人，不完全性右束支传导阻滞类型多见。

关键词

不完全性右束支传导阻滞

缺血性心脏病，高血压性心脏病等。引起右心室舒张期负荷增加（容量负荷——该状态表现为不完全性右束支传导阻滞类型）的心脏疾病（房间隔缺损），多表现为该特征。

〔治疗〕

本身不需要治疗。

针对基础疾病进行治疗。

1·2 左束支传导阻滞

　　心室内激动传导通路，经过希氏束分为左束支和右束支。左束支激动传导发生障碍的状态称为**左束支传导阻滞**（left bundle branch block，LBBB）。

　　此时室内激动传导的方式与右束支传导阻滞相反。最初由具有正常传导功能的右心室首先激动，然后从右心室传导至左心室。室间隔左心室侧、左心室自由壁兴奋延迟（图3–50）。

　　图 3–51 是**完全性左束支传导阻滞**（complete left bundle branch block）的病例，具有特征性表现。

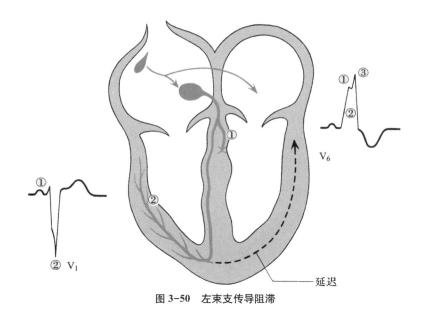

图 3–50　左束支传导阻滞

诊断标准

　　① **QRS 波群**：增宽（完全性 ≥ 0.12s，不完全性 0.10 ~ 0.12s）。

　　　　在左侧胸部导联向上，形状粗钝、分裂（M 型）或有切迹，Q 波缺失。

　　　　在右侧胸部导联（V₁、V₂）呈 QR 波或 rS 波，S 波增宽。

关键词

　　左束支传导阻滞，**left bundle branch block**，**LBBB**；完全性左束支传导阻滞

② **ST–T**：左侧胸部导联（V$_5$、V$_6$），ST 段下降、T 波倒置。在右侧胸部导联（V$_1$、V$_2$），ST 段抬高，T 波增高。

鉴别诊断

① 左心室肥大：QRS 波群宽度没有束支传导阻滞大（与不完全左束支传导阻滞鉴别困难）。QRS 波群无分裂。
② 前间壁心肌梗死：V$_1$ ～ V$_3$ 导联为 QS 波，梗死的其他特点，如 ST 段抬高，T 波增高（冠状 T 波）。
   QRS 波群宽度正常（限于不合并束支传导阻滞情况）。
③ WPW 综合征（B 型）：V$_1$ 导联呈 QS 波
   　　　　　　　　　　PQ 间期缩短
   　　　　　　　　　　预激波

临床意义

〔原因〕

与右束支传导阻滞不同，大多由器质性心脏疾病所致，临床上具有很大的意义。右束支传导阻滞是由小范围损害引起的，但左束支分为 2 ～ 3 分支，广泛损害时才会出现左束支传导阻滞。

一般多见于缺血性心脏病、心肌病、高血压性心脏病等有明显心肌损害的病例。

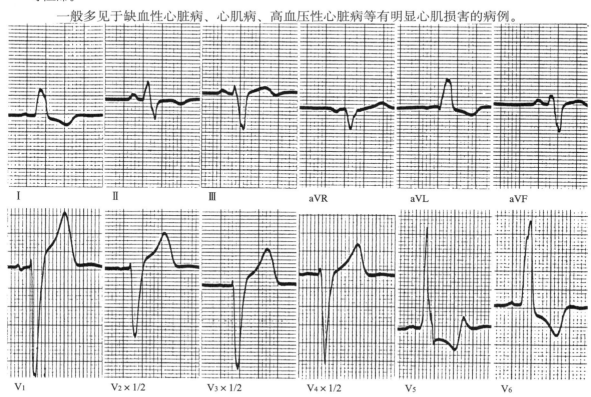

图 3–51　完全性左束支传导阻滞　男性　75 岁

〔治疗〕

对基础疾病进行治疗。

无针对左束支传导阻滞本身的治疗。

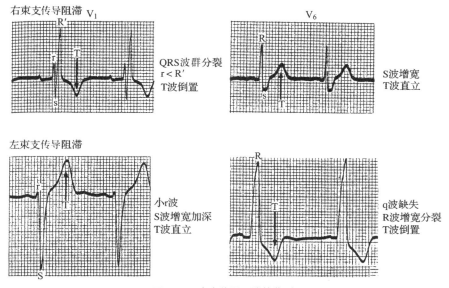

图 3-52　束支传导阻滞的鉴别

束支传导阻滞的鉴别

左束支分支传导阻滞

由希氏束分出的左束支，又分为左前分支（面向左前上方）和左后分支（面向左后下方）。这两条分支的任何一条被阻滞的状态称为**分支传导阻滞或半支传导阻滞**（hemiblock）（图 3–53）。

由于左前分支较细，即使发生小范围损害，也易导致传导阻滞。左后分支短而粗，从左束支主干分开时，呈扇形分散，不易发生传导阻滞，故左后分支传导阻滞少见。

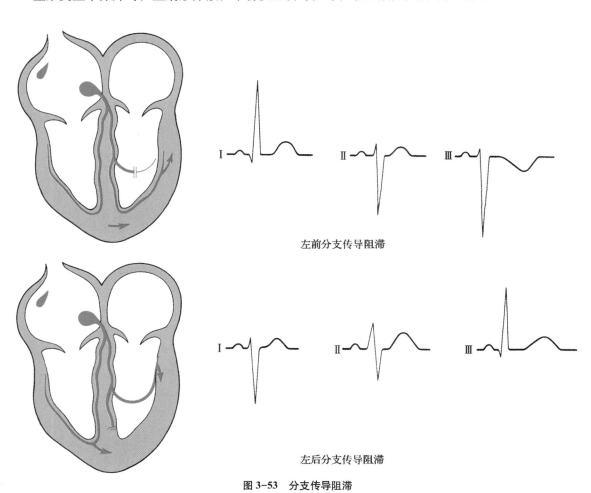

图 3–53 分支传导阻滞

关键词

左束支分支传导阻滞，半支传导阻滞

诊断标准

① **左前分支传导阻滞**（left anterior hemiblock，LAH）：肢体导联心电轴显著左偏（−60°以上）。

② **左后分支传导阻滞**（left posterior hemiblock，LPH）：心电轴高度右偏（+120°以上）。

分支传导阻滞 QRS 波群一般不增宽。

分支传导阻滞时心电轴偏移是心电图上唯一的变化，与其他原因引起的心电轴偏移很难鉴别。但电轴偏移并不限于分支传导阻滞引起的，应引起注意。

鉴别诊断

显示心电轴左偏的疾病

① 左心室肥大：左侧胸部导联的 R 波高电压。

② 心肌梗死（下壁梗死）：异常 Q 波、ST 段抬高、冠状 T 波。

③ 肺心病、肺气肿：右房性 P 波（肺性 P 波）。

④ WPW 综合征：QRS 波群增宽、PR 间期缩短、预激波。

显示心电轴右偏的疾病

① 右心室肥大：顺钟向转位。

V_1 导联 R/S ≥ 1.0。

右心房负荷增重。

② 心肌梗死（前侧壁梗死）：异常 Q 波、ST 段抬高、冠状 T 波。

临床意义

〔原因〕

可见于冠状动脉疾病等基础疾病。

未排除单纯电轴偏移的其他疾患时，分支传导阻滞诊断难以成立。

〔治疗〕

单一病变只需随诊观察，无特殊治疗方法。

基础疾病治疗。

关键词

左前分支传导阻滞，**LAH**；左后分支传导阻滞，**LPH**

预激综合征

　　在正常的房室传导途径之外，还存在连接房室的**房室传导旁路**（accessory pathway），可通过这条途径传导激动。因心房激动不通过正常传导途径，而是经传导旁路预先激动部分或整个心室，所以称为**预激综合征**（pre-excitation syndrome）。

　　心房激动经过正常传导途径和传导旁路两条传导途径下传激动心室肌，竞相使心室除极化，但在一般情况下，经传导旁路的激动提前使心室开始除极化。传导旁路根据其解剖学的位置大体分为三类。

传导旁路（图 3-54）

① **Kent 束**：直接连接心房和心室。

② **James 束**（绕过房室结的旁路纤维）：出于心房下端，绕过房室交界区的大部分，与其下端连接。

③ **Mahaim 纤维**（希氏束 – 室内传导旁路）：从希氏束末端发出，直接连接心室肌。

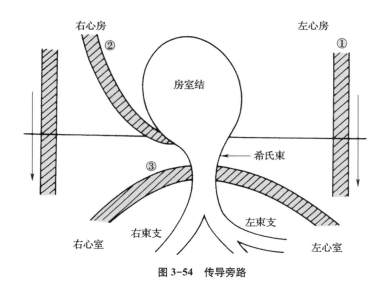

图 3-54　传导旁路

关键词

预激综合征，传导旁路

2·1 WPW 综合征

该综合征使用最早发现本病的 Wolff、Parkinson、White 三人名字字头而命名。Kent 束为传导旁路。

诊断标准

1) **PQ 间期**：缩短（< 0.12s）。因 PQ 间期缩短所以又称为 **short PQ syndrome**。
2) **QRS 波群**：增宽（> 0.12s），且 QRS 波群起始部有一处被称为**预激波**（delta wave）的缓慢上升部分。

   PQ 间期缩短、QRS 波群增宽、预激波为 **WPW 综合征的三个特征**（图 3–55）。
3) **阵发性心动过速**：有时合并室上性心动过速、阵发性心房颤动。

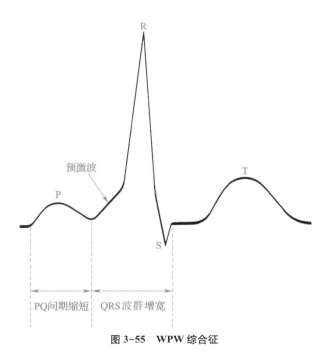

图 3–55　**WPW 综合征**

关键词

WPW 综合征，预激波，**WPW 波型**，阵发性心动过速

分类

根据 V₁ 导联的 QRS 波形进行分类（图 3–56）。

1）Rosenbaum 分类法

① A 型：呈向上的高 R 波，Kent 束位于左心房和左心室之间。

② B 型：V₁ 导联呈深 S 波，Kent 束位于右心房和右心室之间。

2）上田分类法

上述②的基础上，预激波向下，且 QRS 波群表现为 QS 者为 C 型。

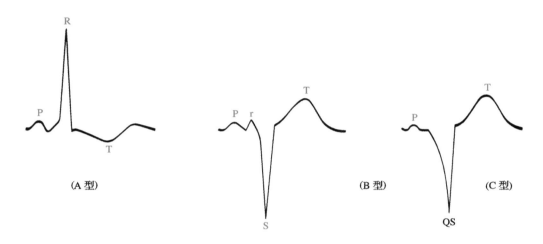

(A 型)　　　　　　　　　　　(B 型)　　　　(C 型)

图 3–56　WPW 综合征的心电图型

鉴别诊断

须与 A 型（在 V₁ 导联为高 R 波）鉴别者

　① 右心室肥大

　② 高位后壁心肌梗死

　③ 右束支传导阻滞

　④ 逆钟向转位

以上均无 PQ 间期缩短和预激波。

须与 B、C 型（在 V₁ 导联为 QRS 波群向下）鉴别者

　① 重度左心室肥大

　② 前间壁心肌梗死

　③ 左束支传导阻滞

以上均无 PQ 间期缩短和预激波。

关键词

Kent 束

[临床意义]

〔原因〕

　　多数为先天性，后天性因素引起的少见。

　　有时合并先天性疾病 [如 Ebstein（右房室瓣畸形）病、房间隔缺损等]。

　　心肌病、甲状腺功能亢进症、风湿性心脏病、缺血性心脏疾病等。

〔治疗〕

　　主要是预防与治疗阵发性心动过速。

　　若无心律失常或心动过速，无须治疗。

　　心动过速等心律失常者，需要治疗。

　　对折返性心动过速的预防和治疗，β 受体阻断剂、普鲁卡因胺、丙吡胺等有效。

　　若抗心律失常药物不能有效地控制心动过速时，可以选用植入抗心动过速起搏器、Kent 束切断术、使用导管射频消融等治疗方法。

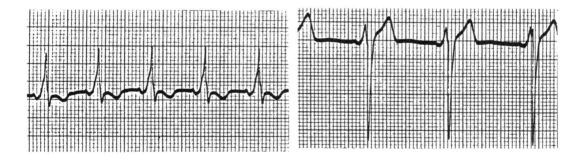

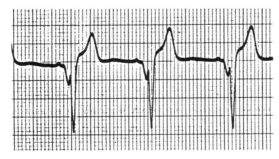

图 3-57　WPW 综合征

②·₂ LGL 综合征

使用三名发现者（Lown、Ganong、Levine）名字字头命名，是预激综合征的一种类型。由传导旁路（James 束，参照 p.158）引起的。最近有人认为也与 Manhaim 纤维有关。

诊断标准

　　① **P 波**：正常。
　　② **PQ 间期**：缩短（< 0.12s）。
　　③ **QRS 波群**：正常（无预激波，也不增宽）。
　　④ **阵发性心动过速**：有时发生。
　　PQ 间期缩短是唯一的特征，所以临床上无阵发性心动过速时，很难确诊。

鉴别诊断

　　WPW 综合征：QRS 波群增宽，有预激波。
　　房室交界区节律：P 波形状异常、增宽，Ⅱ、Ⅲ、aVF 导联逆行 P′波。

临床意义

　　原因参考 WPW 综合征。
　　一般无须治疗。
　　对阵发性室上性心动过速频发者，予以药物治疗。

传导旁路综合征

	WPW	**Mabaim**	**LGL**
传导旁路	Kent 束	Mabaim 纤维	James 束，房室结内纤维
PR 间期	缩短	正常	缩短
预激波	+	+	－
QRS 宽度	正常~增宽	正常~增宽	正常
ST-T 改变	+	+	－
假梗死和肥大类型	+	+	－
假束支传导阻滞类型	+	+	－
阵发性心动过速	+	+	+

关键词

LGL 综合征，传导旁路综合征

附　录

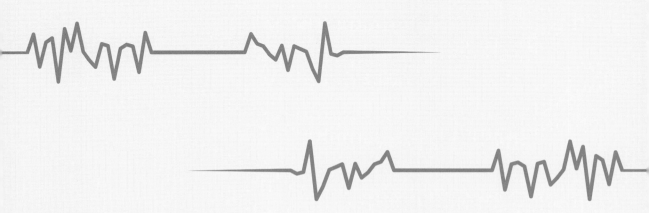

心电监护

对患者心电图变化进行长时间连续观察的方法叫做**心电监护**。

需要心电监护的疾病

需要紧急处理的所有心脏疾患或异常病态都需要心电监护。

① 急性心肌梗死

② 不稳定型心绞痛

③ 晕厥（阿－斯综合征）

④ 急性左心衰

⑤ 心源性休克

⑥ 有猝死危险的所有心脏疾患：肺栓塞、夹层主动脉瘤等

⑦ 重症心律失常

⑧ 其他

目前，心电监护不仅在 CCU 、ICU 使用，一般病房也在使用。在充分了解正确心电监护方法的基础上，描记清晰的监护心电图是非常必要的。在日常工作中，不仅是心电图机描记的心电图，对于监护器上显示的心电图类型，特别是在心律失常的诊断及其意义（紧急程度），以及相应的处理方法等方面，应当在平时进行充分训练。

监护心电图导联的选择方法

在 CCU 、ICU、床旁心电监护时，很少使用普通的 12 导联。因为心电图长时间记录的主要目的是对心律失常的监护。

记录监护心电图的**导联**多使用在体表的两处放置电极的双极导联。目的是监护心律失常，所以最好选择记录 QRS 波群向上、P 波较大的导联位置。

关键词

心电监护，监护心电图导联的选择方法

如 P.166 表及附图 –1 所示**双电极胸部导联**有多种。

CC 导联由于电极板的位置可以得到近似单极胸前导联 V$_4$、V$_5$、V$_6$ 的波形。

为了观察 ST-T 波形变化，可用 **CCr 导联**，但观察心律失常时，最好使用便于观察 P 波的 II 导联和可以得到类似 V$_1$ 导联波形的导联。

Marriot 导联可以得到类似 V$_1$ 导联的波形，故对分析心律失常有益。

最近使用黏着力很强的电极，可长时间稳定地记录波形。这种电极在身体表面的任何部位都可固定。四肢根部带上电极时，也可记录标准肢体导联 I、II、III 导联。

在接近心脏的前胸部放置电极时，有时妨碍除颤等紧急处置。

负极放置在锁骨、胸骨柄等骨密集的部位时，肌电图不易混入，可得到清晰容易辨认的心电图。

连续监护同一病例时，应该事先固定电极位置。电极位置发生变化，心电图的波形也随之变化，所以为了观察同一患者的病情，应该使用同一导联进行监护。

心电监护出现心律失常或其他异常时，应该立即做 12 导联心电图，证实其异常的变化。这种情况下，可以利用**改进的 12 导联**（参考 p.78）进行监护。

关键词

双电极胸部导联

监护用双极导联法

导联	正极（+）	负极（−）
1 CCr 导联	左胸部（$V_4 \sim V_6$，特别是 V_5 的位置）	$V_4R \sim V_6R$，特别是 V_5R 的位置
2 CM 导联	左胸部（$V_4 \sim V_6$，特别是 V_5 的位置）	胸骨柄
3 CSr 导联	左胸部（$V_4 \sim V_6$，特别是 V_5 的位置）	右锁骨远端
4 LR 导联	左上肢根部	右上肢根部
5 SISr 导联	左锁骨远端	右锁骨远端
6 Marriot 导联	V_1 的位置	左肩
7 NASA 导联	胸骨下端	胸骨柄

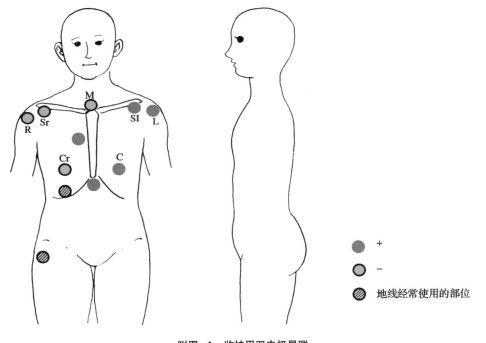

附图 −1　监护用双电极导联

关键词

监护的导联

2 人工起搏和心电图

在心房或心室内置入电极导管或心肌电极，对心脏进行人工电流刺激，维持心脏节律的方法称为人工起搏（artificial pacing），所使用的器件称为**人工起搏器**（artificial pacemaker）。

人工起搏有**临时性起搏**（temporary pacing）和**永久（植入）性起搏** (permanent or longterm pacing) 两种（附图 –2）。

人工起搏的适应证

1）**诊断**：心绞痛的诱发（提高心率以增加负荷）和诊断，激动传导功能检查（窦性恢复时间，增加心率测试房室功能）。

2）**治疗**：各种原因引起的阿 – 斯综合征 [高度房室传导阻滞、窦性停搏等病态窦房结综合征（sick sinus syndrome）]，对药物无反应性的心动过缓性心力衰竭，三束支传导阻滞（trifascicular block）。

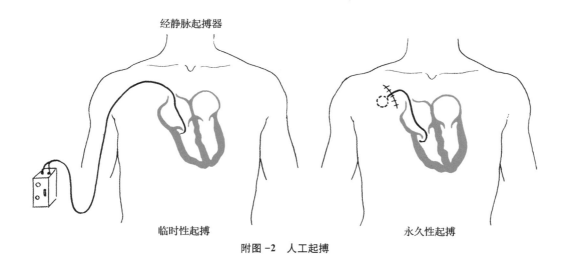

经静脉起搏器

临时性起搏　　　　　　　　　　永久性起搏

附图 –2　人工起搏

关键词

人工起搏，人工起搏器，临时性起搏，永久性起搏

起搏器的种类

　　体外式：电极、本体两者或一个置于体外。

　　体内式：电极、本体均置于体内。

　　临时性：诊断、临时性治疗、永久性植入前的观察等进行临时起搏。

　　永久性：置于体内，为了治疗目的永久置入。

　　固定频率型（fixed rate type）：心率固定在一定次数，只用于诊断目的。

　　按需型（demand type）：患者起搏器的心率在低于某个值时才启动的类型。

　　心室起搏：电极置于心室（右心室）内。

　　心房起搏：电极置于心房（右心房）内。

　　最近使用的锂电池平均寿命为 7 ~ 8 年。期待将来实用化的原子能电池，据说寿命在 10 年以上。

起搏心电图的特点（附图 –3）

　　1）心房起搏

　　心房刺激后接着出现 P 波，然后是正常的 QRS 波形。

　　2）心室起搏

　　在心室刺激后出现宽大变形的 QRS 波群（束支传导阻滞型）。起搏器节律与 P 波的出现无关系。

　　按需型 (demand type) 起搏器引起的心搏周期，不管先出现的心搏是心脏本身的心搏，还是起搏器引起的心搏，其心搏周期都是恒定的。

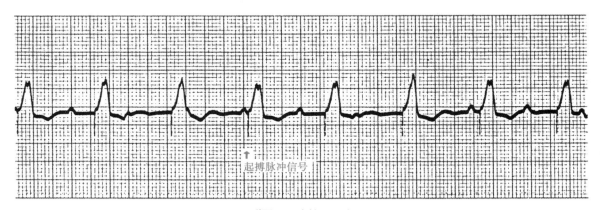

　　起搏脉冲信号

附图 –3　女性　73 岁

关键词

　　起搏心电图，心房起搏，心室起搏

③ 希氏束心电图

在普通心电图上，可以描记出代表心房兴奋的 P 波和代表心室兴奋的 QRS 波群，但不能记录两者间的兴奋（即**希氏束的活动电位**）。

采用右心导管法，从股静脉插入电极导管，在 X 线透视下将电极置于三尖瓣口附近，可以记录到希氏束心电图（希氏束通常在右心房和左心房的交界处，三尖瓣口附近，与心内膜面最接近）。通常记录**希氏束心电图**(His bundle electrocardiogram 或 eletrogram，HBE)时，同时记录体表心电图进行分析。

希氏束心电图对心律失常有诊断价值。尤其用于确诊房室传导阻滞的部位、室上性与室性心律失常鉴别困难时的诊断、预激综合征、阵发性心动过速的诊断等。

附图 -4 为一般希氏束心电图。如图所示记录了**心房活动电位**(A 波)、**希氏束活动电位**(H 波)、**心室活动电位**（V 波）。与同时记录的心电图对比，可以测定 P 波到 A 波开始的时间，即 **PA 时间**（心房内兴奋传导时间），A 波开始到 H 波开始的时间，即 **AH 时间**（房室结内兴奋传导时间），H 波开始到 V 波（或 QRS 波群）开始的时间，即 **HV 时间**（或 **HQ 时间**）（希氏束 - 浦肯野纤维系统兴奋传导时间）。通过希氏束心电图可以明白，通常心电图记录的 PQ（PR）时间是 PA+AH+HV。

正常值	
PA	$25 \sim 45$ ms
AH	$50 \sim 120$ ms
HV	$35 \sim 45$ ms

如果记录到希氏束心电图，可以对房室传导阻滞进行如下详细诊断：

AH 传导阻滞：A 波后不伴有 H 波，通常 QRS 波群波幅窄。表示房室结部障碍，一度房室传导阻滞，莫氏 I 型的二度房室传导阻滞主要属于此类。

HV 传导阻滞：A 波后出现 H 波，但没有 V 波，QRS 波群宽大。是希氏束 - 浦肯野纤维系统障碍，莫氏 II 型、三度房室传导阻滞主要属于此类。

关键词

希氏束心电图，**His bundle electrocardiogram**，**HBE**；AH 传导阻滞；HV 传导阻滞

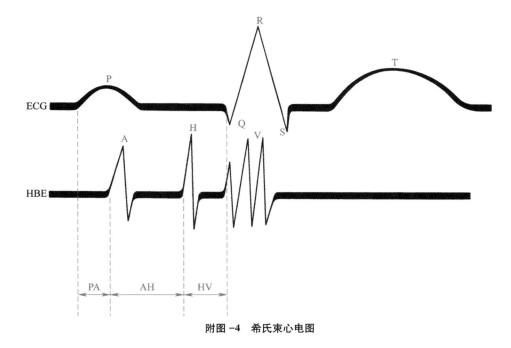

附图 -4　希氏束心电图

关键词

AH 传导阻滞，**HV** 传导阻滞

各种心脏疾病的典型心电图表现

	P 波	QRS 波群	ST 段	T 波	其他
心脏瓣膜病					
二尖瓣狭窄	左心房负荷增重	右心室肥大，电轴右偏，顺钟向转位	下降	双向～倒置	房颤、房扑
二尖瓣关闭不全	左心房负荷增重	**左心室肥大**	下降	V₅、V₆直立（双向～倒置）	房颤、房扑
主动脉瓣狭窄	左心房负荷增重	**左心室肥大**	下降	双向～倒置	
主动脉瓣关闭不全	左心房负荷增重	**左心室肥大**	下降	**V₅、V₆直立**（双向～倒置）	
三尖瓣关闭不全		右心室肥大	下降	双向双向～倒置	房颤
先天性心脏血管病					
房间隔缺损第一孔未闭型	V₁双向右心房负荷增重～两心房负荷增重	不完全性右束支传导阻滞，右心室优势的两心室肥大	下降	双向～倒置	电轴左偏**PQ 间期延长**
房间隔缺损第二孔未闭型	V₁双向右心房负荷增重～两房负荷增重	不完全性右束支传导阻滞（右心室容量负荷增加）	下降	双向～倒置	电轴右偏
室间隔缺损		正常～左心室肥大～两心室肥大～右心室肥大	下降	双向～倒置	
动脉导管未闭		正常～左心室肥大～两心室肥大～右心室肥大			PQ 间期延长
法洛四联症	右心房负荷增重	右心室肥大	右心室劳损	双向～倒置	重症病例**左心室发育不全**PQ 间期延长房室传导阻滞
肺动脉瓣狭窄	右心房负荷增重	右心室肥大	右心室劳损	双向～倒置	
埃勃斯坦畸形	右心房负荷加重	右束支传导阻滞**WPW 型**			**PQ 间期延长**房颤、房扑、房性心动过速

注：粗体字为常见表现。

以上所列举的为各种疾病最典型表现,由于受疾病背景因素(年龄、轻重程度、病程及合并症等)的影响,并不是某种疾病必定出现这种变化。

	P 波	QRS 波群	ST 段	T 波	其他
高血压性心脏病	左心房负荷增重	左心室肥大	左心室劳损	双向~倒置	心律失常
心肌梗死	左心房负荷增重	异常 Q 波 R 波减低	抬高	倒置（冠状 T 波）	心律失常（特别是室性心律失常）
心绞痛			下降~抬高	双向~倒置	心律失常
心肌病	左心房负荷增重	高电压、异常 Q 波低电压	下降	双向~倒置	心律失常
肥厚型	左心房负荷增重	高电压	下降	巨大、倒置	心律失常
限制型	左心房负荷增重	中隔 Q 波增大	下降	双向~倒置	心律失常
扩张型	两房负荷增重	肢体导联低电压、室内传导障碍	下降	倒置	心律失常
心肌炎			下降	双向~倒置	心律失常 QT 间期延长
急性心包炎		低电压	抬高	倒置	心律失常
缩窄性心包炎		低电压	非特异性变化	非特异性变化	房颤、房扑
肺源性心脏病	右心房负荷增重	右心室肥大	下降（Ⅱ、Ⅲ、aVF、右侧胸前导联）	双向~倒置（Ⅱ、Ⅲ、aVF、右侧胸前导联）	心律失常
肺栓塞	右心房负荷增重	SⅠQⅢ 右室负荷增加 电轴右偏	抬高（V$_1$、V$_2$）	倒置（V$_1$、V$_2$）	房性心律失常
肺动脉高压	右心房负荷增重	右室肥大	下降（V$_1$、V$_2$）	双向~倒置（V$_1$、V$_2$）	心律失常
心功能衰竭	左心房负荷增重		下降	双向~倒置	心律失常
电解质紊乱					
高钾血症	P 波增宽	QRS 波群增宽（右束支传导阻滞型）		增高	PQ 间期延长
低钾血症			下降	低平~倒置	U 波增高 QT 间期延长（实际为 QU）
高钙血症			缩短	低平~倒置	QT 间期缩短 心动过缓、心律失常
低钙血症			延长	直立	QT 间期延长
甲状腺功能亢进症	尖锐 P 波	左心室肥大		增高	窦性心动过速、心律失常（特别是房颤）、QT 间期缩短
甲状腺功能减退症	低平	低电压		低平~倒置	窦性心动过缓、期前收缩、PQ 间期延长

无创检查的临床用途

	心电图	胸部 X 线	心音图（听诊）	超声心动图
心脏瓣膜病				
二尖瓣狭窄	◎	○	◎	◎
二尖瓣关闭不全	○	○	◎	○
主动脉瓣狭窄	○	○	◎	◎
主动脉瓣关闭不全	○	○	◎	○
三尖瓣关闭不全	△	×	◎	○
先天性心脏血管病				
房间隔缺损	◎	○	◎	◎
室间隔缺损	△	○	◎	○
动脉导管未闭	△	○	◎	○
法洛四联症	○	◎	○	◎
肺动脉瓣狭窄	○	○	◎	◎
心内膜垫缺损	○	○	○	◎
高血压性心脏病	○	△	△	△
心肌梗死	◎	×	△	○
心绞痛	◎	×	×	△
心肌病				
肥厚型	◎	△	×	○
限制型	○	△	△	◎
扩张型	○	○	△	◎
心肌炎	○	○	△	○
急性心包炎	○	○	◎	◎
缩窄性心包炎	○	◎	○	◎
粘液瘤	△	△	○	◎
二尖瓣脱垂	△	△	◎	◎
肺源性心脏病	◎	◎	×	×
肺栓塞	○	○	△	×
肺动脉高压	○	◎	○	△
心力衰竭	○	◎	○	○
心律失常	◎	×	○	△

◎ 非常有用　　○ 有用　　△ 参考　　× 无用

典型波形

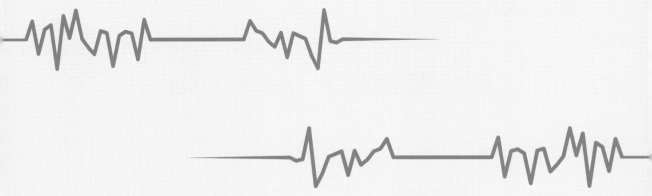

正　常

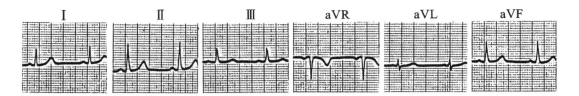

I　　　Ⅱ　　　Ⅲ　　　aVR　　　aVL　　　aVF

左心房负荷增重

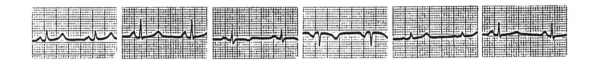

右心房负荷增重

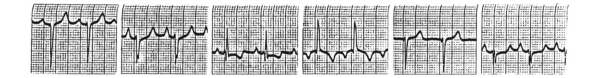

两房负荷增重

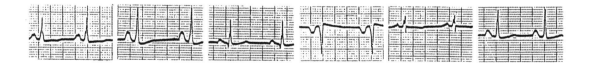

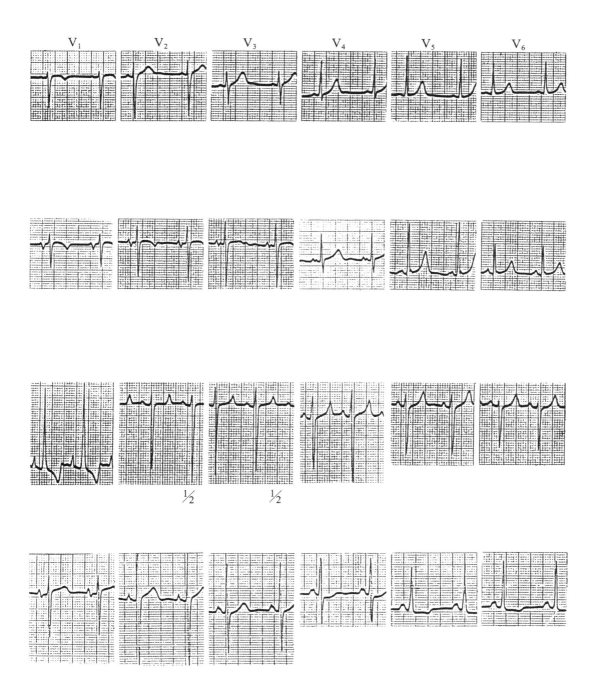

左心室肥大

I	II	III	aVR	aVL	aVF

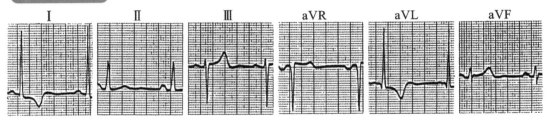

右心室肥大（收缩期负荷增重）

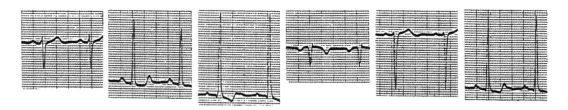

右心室肥大（舒张期负荷增重）

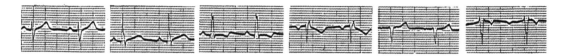

两心室肥大

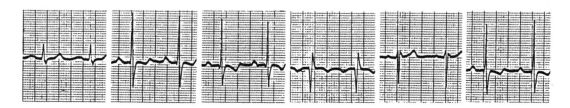

心绞痛

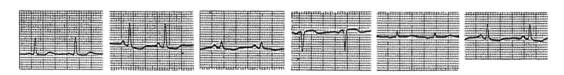

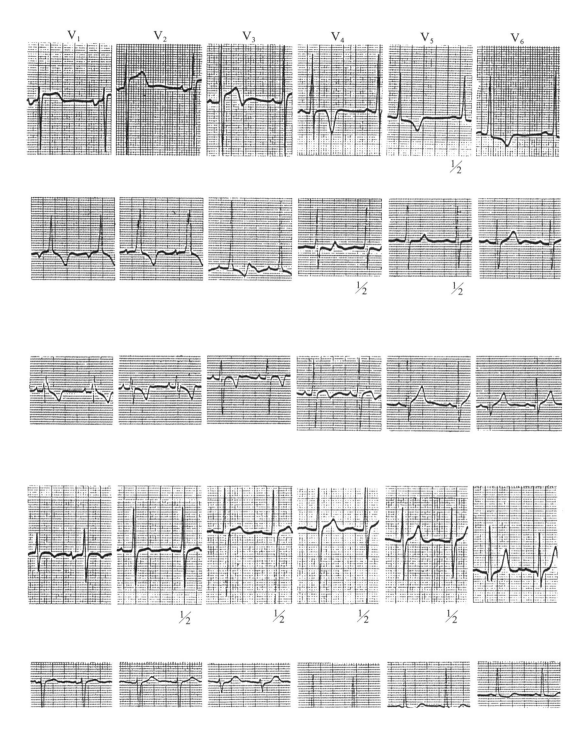

心肌梗死 | 前壁

I	II	III	aVR	aVL	aVF

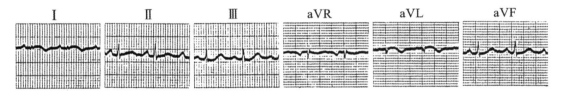

心肌梗死 | 侧壁

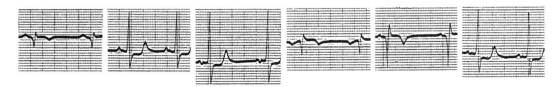

心肌梗死 | 下壁

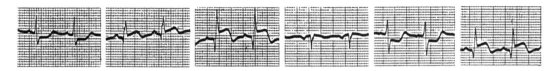

心肌梗死 | 下壁 + 后壁

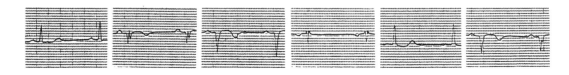

右位心

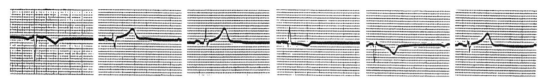

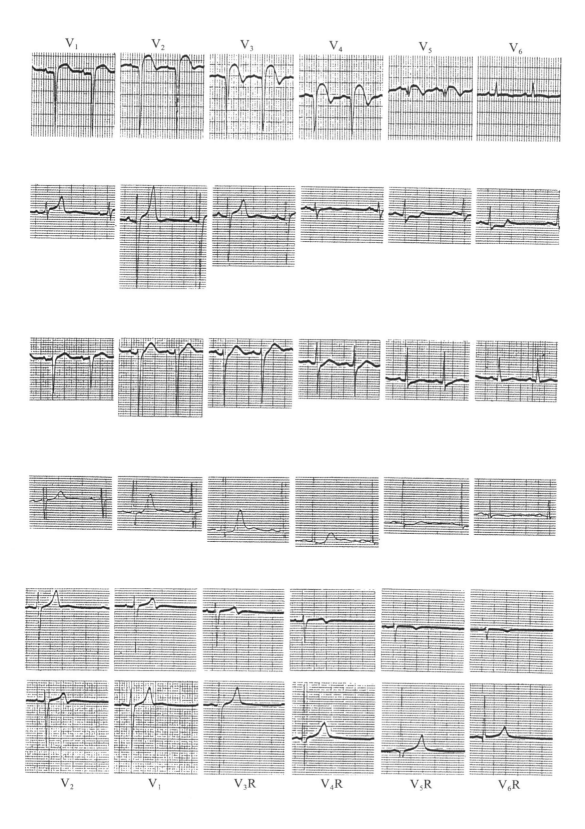

右束支传导阻滞

| I | II | III | aVR | aVL | aVF |

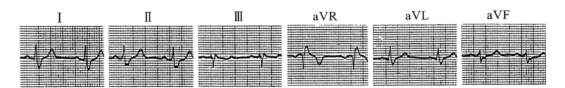

左束支传导阻滞

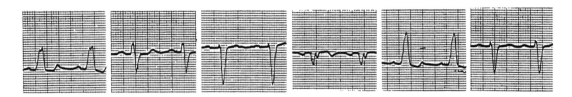

WPW A 型

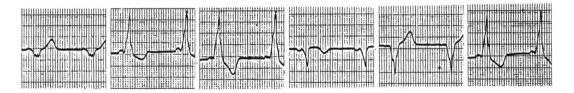

WPW B 型

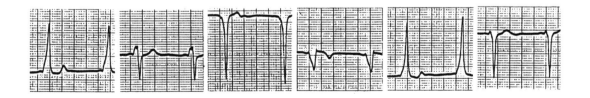

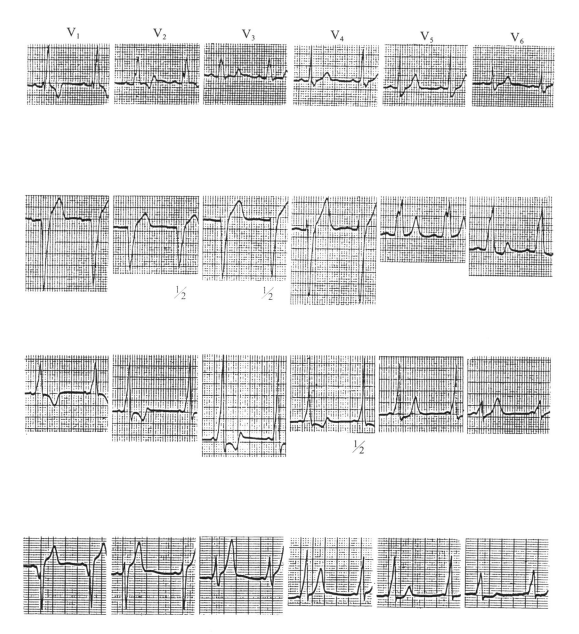

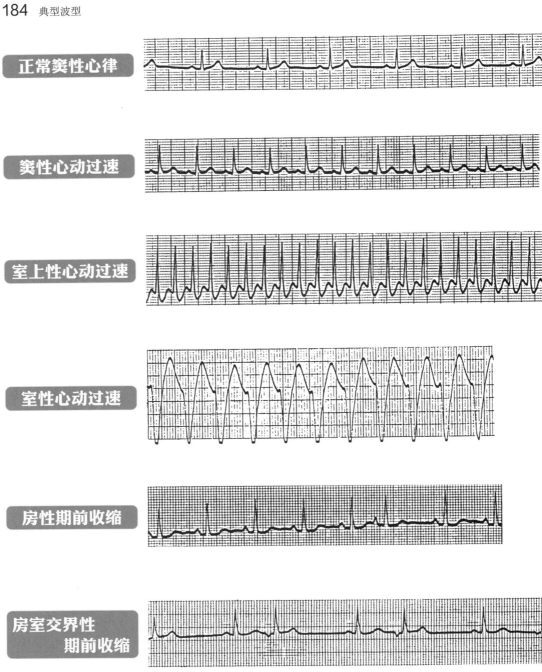

正常窦性心律

窦性心动过速

室上性心动过速

室性心动过速

房性期前收缩

房室交界性
　　期前收缩

室性期前收缩
　（代偿性）

**室性期前收缩
二联律**

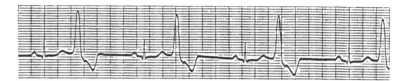

**室性期前收缩
三联律**

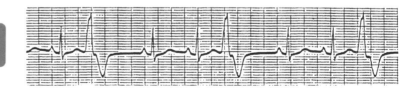

**室性期前收缩
R on T**

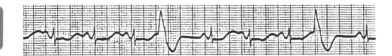

**室性期前收缩
短阵型（short run）**

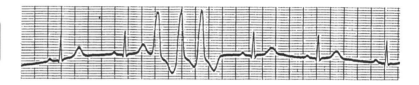

**室性期前收缩
多源性**

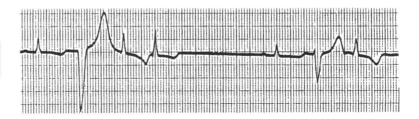

心房颤动

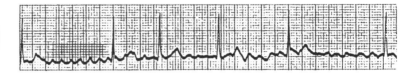

心房扑动

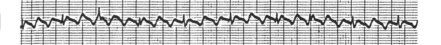

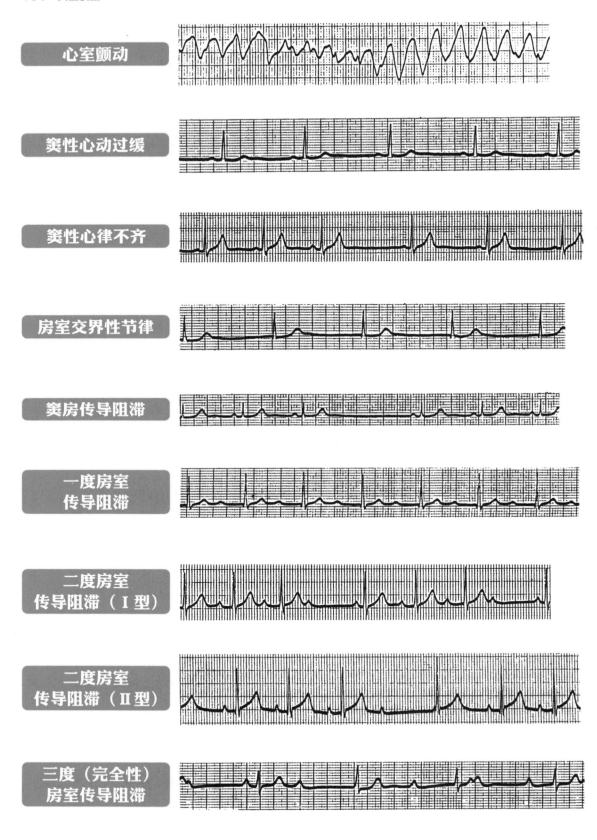

心室颤动

窦性心动过缓

窦性心律不齐

房室交界性节律

窦房传导阻滞

一度房室
传导阻滞

二度房室
传导阻滞（Ⅰ型）

二度房室
传导阻滞（Ⅱ型）

三度（完全性）
房室传导阻滞

参考文献

[1] 前田如矢：心電図—基礎とよみ方—. 金原出版，東京，1979.

[2] 沢山俊民，前田如矢：心電図判読のポイント—基礎編—. 金芳堂，京都，1980.

[3] 前田如矢，沢山俊民：続心電図判読のポイント—臨床編—. 金芳堂，京都，1981.

[4] 前田如矢：ナースのための心電図. 南山堂，東京，1980.

[5] 前田如矢：心電図と臨床. 金芳堂，京都，1986.

[6] 前田如矢，石川恭三，小沢友紀雄：新心電図マニュアル. 中外医学社，東京，1994.

[7] 山田和生：最新心電図，ベクトル心電図学. メディカル出版，東京，1978.

[8] 前田如矢，沢山俊民：不整脈ガイダンス. メヂカルフレンド，東京，1980.

[9] 森 博愛，前田如矢：心電図 Q & A. 金原出版，東京，1989.

[10]Blowers MG，et al：How to read an ECG. Medical Economic Company，1978.

[11]Goldschlager N：Principles of Clinical Electrocardiography，13th ed.Prentice Hall(Sd)，1989.

[12] 前田如矢：心電図メモ，中外医学社，東京，1986.

[13] 前田如矢：心電図と臨床. 金芳堂，京都，1986.

[14] 前田如矢，岩坂寿二：心電図読み方考え方. 金芳堂，京都，1991.

[15] 前田如矢：心電図で診る不整脈. 金芳堂，京都，1993.

[16] 前田如矢：心電図—ナースのためのワークブック. 改訂 3 版. 金芳堂，京都，2000.

中 文 索 引

英文索引

图书在版编目（CIP）数据

一学就会心电图：第 5 版 / （日）前田如矢著；王宁元，孙文墅译. --北京：华夏出版社有限公司，2022.1

ISBN 978-7-5222-0052-1

Ⅰ．①一… Ⅱ．①前… ②王… ③孙… Ⅲ．①心电图－基本知识 Ⅳ．①R540.4

中国版本图书馆 CIP 数据核字（2020）第 234381 号

一学就会心电图：第 5 版

著　　　者	［日］前田如矢
译　　　者	王宁元　孙文墅
责任编辑	梁学超　张晓瑜
责任印制	顾瑞清
出版发行	华夏出版社有限公司
经　　　销	新华书店
印　　　刷	河北宝昌佳彩印刷有限公司
装　　　订	河北宝昌佳彩印刷有限公司
版　　　次	2022 年 1 月北京第 1 版 2022 年 1 月北京第 1 次印刷
开　　　本	787×1092　　1/16 开
印　　　张	13
字　　　数	310 千字
定　　　价	69.90 元

华夏出版社有限公司　地址：北京市东直门外香河园北里 4 号　邮编：100028
网址：www.hxph.com.cn　电话：（010）64663331（转）
若发现本版图书有印装质量问题，请与我社营销中心联系调换。